消防救援人员训练损伤
预防与处理

陕西省消防救援总队　组织编写

应急管理出版社

·北　京·

图书在版编目（CIP）数据

消防救援人员训练损伤预防与处理／陕西省消防救援
总队组织编写 . -- 北京：应急管理出版社，2024
ISBN 978 - 7 - 5237 - 0091 - 4

Ⅰ . ①消… Ⅱ . ①陕… Ⅲ . ①消防部队—训练伤—防
治 Ⅳ . ①R873

中国国家版本馆 CIP 数据核字（2023）第 233428 号

消防救援人员训练损伤预防与处理

组织编写	陕西省消防救援总队
责任编辑	郭玉娟
责任校对	孔青青
封面设计	解雅欣

出版发行	应急管理出版社（北京市朝阳区芍药居 35 号　100029）
电　话	010 - 84657898（总编室）　010 - 84657880（读者服务部）
网　址	www. cciph. com. cn
印　刷	天津嘉恒印务有限公司
经　销	全国新华书店

开　本	710mm×1000mm$^1/_{16}$　**印张** 9　**字数** 100 千字
版　次	2024 年 2 月第 1 版　2024 年 2 月第 1 次印刷
社内编号	20231162　　　　　　　**定价** 35.00 元

版权所有　违者必究

本书如有缺页、倒页、脱页等质量问题,本社负责调换,电话:010 - 84657880

《消防救援人员训练损伤预防与处理》
编 委 会

主 任	安春晖	李瑞丰		
副主任	王 强	张 明	陶万千	张建华
	马晓东	吴 钢		
委 员	刘 铭	于军利	魏 蒙	王为远
	高国顺	洪卫栋	王艳鑫	李石冬
	赵永军			

主 编	刘晋军			
副主编	李洪国	张华忠		
编写人员	李 洋	王建昌	张 弛	张洪星
	邓许庚	杜吉生	介 涛	罗士英
	任志明	李 渊	陈 昕	王新建

前　言

　　2018 年 11 月 9 日，习近平总书记在人民大会堂向国家综合性消防救援队伍授旗并致训词，一支党绝对领导下的新型人民队伍从此换羽新生。消防救援队伍作为防范化解重大安全风险、应对处置各类灾害事故的国家队和主力军，在经济社会发展和保障民生安全方面发挥着不可替代的作用。

　　陕西省消防救援总队始终锚定"为西部立标准、为全国做示范"的战略目标，聚焦队伍建设焦点、灾害防范痛点、灭火救援难点、事业发展增长点，坚持"课题式攻关、项目式推进、闭环式管理"，在诸多领域取得了丰硕的课题研究成果。

　　消防救援队伍实行 24 小时驻勤备战制度，消防救援人员长时间身处高强度、高负荷、高风险的工作环境，在开展执勤训练时极易发生伤病，制约队伍整体战斗力生成。有鉴于此，陕西省消防救援总队将"卫生防疫事故防范体系建设"作为重点工作课题，通过深入调研队伍卫生和防疫方面的安全现状，全面分析典型案例，并与中国消防救援学院合力攻关，组织编写了《消防救援人员训练损伤预防与处理》一书。

本书结合了编者多年在消防救援人员训练损伤方面的临床经验和科研成果，在借鉴吸收国内外最新研究成果的基础上，充分体现中医在治疗训练损伤方面的独到之处，展示现代诊疗技术在运动医学领域的进展。通过对消防救援人员训练数据、损伤规律、康复特点及预防方法的深入探究，提出了预防的基本原则和康复的具体措施。特别是对消防救援人员身体常见部位的训练损伤，以及如何康复进行了总结归纳，并将穴位按摩引入康复中，操作简单，方便实用，力求最大限度地减少训练损伤、最大程度地促进训练恢复，切实为消防救援人员的身心健康起到保驾护航的作用。

消防救援人员训练伤病的预防与治疗属于运动医学的全新领域，加之作者水平有限，书中难免有疏漏之处，恳请读者朋友们在使用中提出更好的意见和建议，以利再版时修改完善。

编　者

2023 年 12 月

目 录

第一章　消防救援人员训练损伤概述

第一节　训练损伤定义与分类

广义上讲，训练损伤是指各种易于发生在训练中的损伤。这些损伤，有一些是训练中发生意外所致，例如摔落、撞击等。狭义上讲，训练损伤是指肌骨运动系统的损伤，包括肌肉、骨骼、软骨、韧带等损伤。训练损伤的分类方法常见的有以下几种。

一、按伤情轻重分类

（1）轻度伤：伤后仍能进行体能、技能训练。

（2）中度伤：伤后需要门诊治疗，需停止或减少患部的活动。

（3）重度伤：伤后需住院治疗，完全不能参加训练活动。

二、按伤后皮肤或黏膜的完整与否分类

（1）开放性损伤：伤处皮肤或黏膜的完整性遭到破坏，有伤口与外界相通，如擦伤、刺伤、裂伤及开放性骨折等。

（2）闭合性损伤：伤处皮肤与黏膜仍保持完整，无伤口与外界相通，如挫伤、肌肉拉伤、关节扭伤、腱鞘炎及闭合性骨折等。

三、按发病的缓急分类

（1）急性损伤：瞬间遭受直接或间接暴力而造成的损伤。表现为发病急、病程短，症状骤起。

（2）慢性损伤：因局部长期负担过度，由反复细微损伤积累而造成的损伤。表现为发病缓慢，症状渐起，病程较长。此外，还可因急性损伤处理不当或过早训练而转变为慢性损伤。

四、按受伤的组织结构分类

如皮肤损伤、肌肉与肌腱损伤、关节损伤、滑囊损伤、骨损伤、神经损伤和内脏损伤等。

第二节 训练损伤的发生规律

规律是客观事物发展过程中的本质联系，具有普遍性。训练损伤规律是指在组织体技能训练过程中，受训者在时间、空间、对象等方面造成身体某个部位受到伤害，并且具有相对同一性。研究训练损伤规律旨在推动科学组训，减少消防救援人员训练损伤发生的概率。训练损伤规律主要包含以下几个方面。

一、时间分布

发生训练损伤的时间多分布于平时训练、专项强化训练及比武集训、迎接上级考核过程中，其中平时训练损伤率占比较高，其次为比武集训以及迎接上级考核期间，由于时间短、任务重、标准高、要求严、训练密集，消防救援人员容易产生训练损伤。

二、对象分布

研究发现，入职两年内的消防救援人员受伤率最高，训练损伤率随着入职年限变长相对减少。主要原因为：入职前两年消防救援人员普遍身体素质差，并且在日常训练期间所训课目难度较大，强度较高，自身体、技能素质还不能完全适应训练需要而导致发生训练损伤；另外，消防救援人员训练对技术动作的规范性和熟练度有着较高的要求，随着入职年限的增加和训练次数的频繁增多，消防救援人员相对积累了较为丰富的经验，并且对动作的掌握程度逐渐提高，安全意识也随之增强，因此，训练损伤发生的概率出现了降低趋势。在对某单位进行问卷调查中，消防救援人员入职前大多身体健康，极少部分有过伤病经历，独生子女占比40.29%，并且出现训练损伤的概率较高，造成这种结果的原因可能为：一是独生子女入职前往往是现代家庭的中心人物，自我意识强，入职后与队友之间缺乏沟通交流，心理素质和适应能力较差，容易在训练中出现注意力不集中、紧张、焦虑、逆反等不良情绪；二是独生子女在培养过程中大多存在依赖家长、重视学习相对较多、参与体育活动少、主动承担家务劳动不多等情况，导致其入职前体、技能素质较差。表1-1和表1-2是笔者在基层做的调查结果。

表1-1　入职前是否为独生子女情况统计表

选　　项	小计/人	比例/%
是	139	40.29
否	206	59.71
本题有效填写人次	345	

表1-2　入职前身体情况统计表

选　　项	小计/人	比例/%
身体健康，状况良好	289	83.77
受过伤，对日常训练有影响	31	8.99
受过伤，已痊愈，对日常训练无影响	25	7.24
本题有效填写人次	345	

三、课目分布

通过对基层队伍的问卷调查反馈情况得知，导致训练损伤较多的训练课目，消防救援方向为400米救人疏散物资、5000米负重，见表1-3；森林消防方向为200米灭火障碍以及200米综合体能竞技这几个项目。

表 1-3 常见训练课目易受伤程度比较表

选 项	小计/人	比例/%
5000 米负重	69	20
400 米救人疏散物资	126	36.52
10 楼负重	17	4.93
5×40 米折返搬运重物	26	7.54
4 楼攀爬绳索	30	8.7
100 米消防障碍	53	15.36
30 米拖重	0	0
100 米负重	2	0.58
60 米肩梯	22	6.37
本题有效填写人次	345	

四、部位分布

笔者通过对基层消防救援人员以及在校学员进行问卷调查得知，训练损伤部位主要集中在腿部、膝关节及脚踝、腰部、手臂和腕部等，特别是腰、膝、踝三大部位，并且损伤程度一般为慢性损伤居多，见表 1-4。

表 1-4 常见受伤部位统计表

选 项	小计/人	比例/%
头部	4	1.16
脖子	4	1.16
手臂	9	2.61
手腕	16	4.64

表1-4（续）

选项	小计/人	比例/%
背部	5	1.45
腰部	59	17.1
腹部	2	0.58
腿部	12	3.48
膝盖	86	24.93
脚踝	45	13.04
其他	103	29.85
本题有效填写人次	345	

五、成因分布

导致训练损伤的因素是多方面的，主要因素为：身体因素方面表现为准备活动不合理、坚持带伤训练、局部负担过重；疲劳因素方面表现为超负荷训练、恢复周期短；生理因素方面表现为身体素质差、旧伤未愈参加训练；技术因素方面表现为技术动作要领不规范、技术动作不熟练、缺乏自我保护能力；心理因素方面表现为有的消防救援人员过度紧张、兴奋、自我保护意识差、情绪低落等；其他因素表现为训练内容安排不合理等。其中，造成训练损伤的主要因素为身体疲劳、技术动作要领不规范、准备活动不合理。

第三节　训练损伤的原因分析

消防救援人员在进行体、技能训练过程中会出现各种训练损伤或运动性疾病，这不仅关系到消防救援人员的切身利益，而且还直接影响消防救援队伍的整体建设和全面发展。因此，各级指挥员要对训练损伤和运动性疾病有充分的了解和认识，熟悉常见运动训练损伤的产生原因，掌握处理方法，扎实做好预防工作，从而最大限度地减少或避免运动训练损伤的发生。

消防体、技能训练致伤因素有很多，既有消防救援人员个体内在因素，又有训练环境外部因素，既有训练课目实际因素，又有训练组织管理因素。依据目前基层队伍训练现状及训练课目的内容和特点，其训练致伤因素可归纳为以下几个方面：思想认识因素、准备活动因素、组织实施因素、生理机能因素、心理压力因素、技术动作因素、场地器械因素、恶劣天气因素等。

一、思想认识因素

训练损伤的发生，与参训人员对预防训练损伤的重要性认识不足密切相关，很多是思想上不重视引起的。常见的表现有：训练损伤在所难免；训练损伤不过是小伤小病；轻伤不下训练场；预防训练损伤是医务人员的事，与己无关；等等。由于思想认识不足，消防救援人员在体、技能训练过程中，有的不积极预防训练损伤，发生损伤也不认真分析研究，不及时总结经验教训；有的在训练中有急躁情绪、急于求成，从而忽视了循序渐进、量力而行的原则；有的则是胆小畏惧，过于恐惧、犹豫，或过度紧张而造成损伤；还有的是对自身身体机能认识不足，往往会因为注意力减退、反应迟钝等原因而造成训练损伤。

二、准备活动因素

准备活动是对身体各部位进行充分热身与激活，完全唤醒受训者的心理水平，使身体各项机能达到适合训练的状态，这是预防训练损伤的重要环节。当未开展充分的准备活动时，人体各内脏器官和神经系统未能达到符合训练的要求，且肌肉温度较低，供血及氧气不充分，弹性差，这样就很容易在训练过程中出现损伤。准备活动因素主要包括：准备活动不充分，准备活动不合理，准备活动过量，准备活动过猛，准备活动过早等几个方面。

（1）准备活动不充分。身体的器官系统没有充分动员起来，身体缺乏必要的协调性，肌肉的温度没有升高，肌肉的力量、弹性和伸展性较差，因而容易发生损伤。如消防应用体能 400 米救人疏散物资课目，特别是在转移假人环节，如果不进行充分热身，极易导致腰部受伤。

（2）准备活动不合理。准备活动与训练内容结合不紧密或缺乏专项准备活动，致使训练中负担较重的身体部位机能没有得到改善，也容易受伤。如 100 米负重跑，如果腿部肌群活动不充分，则易造成腿部肌肉拉伤。

（3）准备活动过量。如果准备活动量过大，使身体提前产生疲劳，身体已经疲劳后，再进入正式训练时，身体机能不是处于良好状态，而是有所下降，这样也容易造成损伤。

（4）准备活动过猛。做准备活动时用力过大，速度过快，违反循序渐进原则和功能活动规律，也容易引起肌肉拉伤和关节扭伤。

（5）准备活动过早。距离正式训练间歇时间太久，当进入实施阶段时，准备活动的生理作用已经减退或消失，相当于准备活动不充分或未做准备活动。

三、组织实施因素

在体、技能训练过程中，往往存在训练方法不科学的情况，具体表现在：单纯注重训练时间而不注重训练质量的形式化现象；训前缺乏测试评价，施训采取"一锅煮"的现象；不按照训前充分热身、训后放松整理的训练原则，或者是"蜻蜓点水"式的程序化等现象。有的单位存在训练计划不合理现象，具体表现在：计划安排不科学，训练量安排不当，运动量过于集中，使消防救援人员身体局部训练负荷过大，超过了可能承受的生理极限而导致疲劳损伤；时间安排不合理，只要有可利用的空闲时间，就随意挤占去进行体、技能训练或平时不训练，在比武考核时突击强化练，没有将一般训练与专项训练有机结合起来；等等。另外，在组织障碍训练、器械训练时，由于检查场地不认真，没有安排专人进行保护帮助或组织不严密也会造成训练损伤。

四、生理机能因素

长期以来，"流血流汗不流泪、掉皮掉肉不掉队、轻伤不下火线"已成为鼓舞斗志、锤炼过硬作风的标榜性口号，很多情况下消防救援人员坚持带病训练、带伤训练、艰苦训练被当作是理所应当、习以为常。殊不知带伤训练是引发训练损伤的重要因素，应当引起各级组训者的高度重视。带伤训练指的是受伤人员在身体仍未痊愈的情况下，就重新开始参加训练，这无疑增加了再次发生训练损伤的概率。因为带伤坚持训练，在身体素质方面，较先前未受伤时下滑明显，训练损伤会导致受伤部位的肌肉力量及收缩能力下降、柔韧性变差、中枢神经对该部位调控的准确性降低。特别是在密集的大运动量、高强度训练中更容易造成旧伤加重。另外，睡眠或休息不好，患病、受伤或损伤初愈，疲劳和身体机能下降时，也容易造成损伤。实践证明，当身体处于疲惫状态时，其力量、精确度和协调机能均会显著下降，在这种情况下训练，技术动作就会出现变形或失误，容易造成损伤。此外，随着生理机能的下降，警觉性和注意力减退，机体的反应迟钝，也是造成训练损伤的因素。

五、心理压力因素

消防救援队伍作为应急救援的主力军和国家队，抢险救援任务越来越重，出动次数越来越频繁，其职业具有全时性、危险性和直接性等特点，加之平时训练任务重、强度大、难度高，在这个过程中无疑会伴随出现一些心理问题，比如心理疲劳、焦虑心理、厌烦心理等。而这些心理问题外在的表现为：注意力分散、反应迟钝、动作错误率上升、运动能力下降、情绪不稳定、心情不愉悦、意志减弱、厌倦训练等，严重时还会出现消化不良、失眠、内分泌紊乱等躯体化症状。消防救援人员的心理状态、情绪的变化与训练损伤的发生也有密切关系。如心情不好、情绪不高、训练中缺乏自觉性和积极性、思想不集中、兴奋不起来，这种情况下训练，必然容易受伤；而情绪急躁、急于求成、信心不足、缺乏勇气、胆怯犹豫、自控能力差、心理过度紧张，损伤的发生率也是较高的；还有的善于表现自己、好胜心强、好奇心大、忘乎所以，不顾主客观条件的可能性冒失地进行训练，也极易发生损伤。另外，在新消防救援人员训练中，个别人很少亲身感受到训练快乐给自身带来的成功体验，在连续几个课目训练受挫后，便会出现逆反心理，逐渐失去信心和勇气，进而对正常的训练活动表现出不配合、逃避训练甚至装病、装残等偏激态度，这样是很危险的，需引起各级训练工作者的高度重视。

六、技术动作因素

技术动作错误违反人体结构功能的特点及运动时的力学原理而造成损伤，是初次参训者或学习新动作时发生损伤的主要原因。由于技术动作要领掌握不到位，导致训练损伤频发。一般而言，体技能训练过程中动作技术错误的产生有几个主要原因：一是对练习的任务完成的方法不明确；二是消防救援人员的身体训练水平及基本技术训练跟不上；三是参训者对学习的自觉性、自信心和积极性不够；四是教材安排欠系统，内容安排不合理，教法运用不恰当；五是训练环境与条件的影响。例如，400米救人疏散物资扛假人、负重跑姿势不正确导致腰部受伤；肩梯跑训练方法不科学造成肩部受伤,严重时会出现脱臼;单杠练习中由于手指没抓牢导致受伤等。

七、场地器械因素

训练场地和训练器械的问题也是体技能训练中导致训练损伤的

因素之一。训练人员在训练前必须检查场地，排除不利因素。比如，运动场地不平整，沙坑没掘松或有小石，坑沿高出地面，踏跳板与地面不平齐等。另外，对各类器械的不正确使用也容易造成训练损伤。比如，训练中器材不规则，安装不牢固，位置不恰当，器械的高低、大小或重量不符合训练者的年龄、性别特点，器械维护不良或年久失修，表面不光滑或有裂缝等。训练中缺乏必要的防护用具（如护腕、护踝、护膝等）、训练时的服装不合体和鞋袜不符合卫生要求等也容易造成训练损伤。

八、恶劣天气因素

消防救援人员在进行体、技能训练时，应尽可能避开恶劣气候的影响。气温过高易引起疲劳和中暑，气温过低易发生冻伤，或因肌肉僵硬，身体协调性随之降低而引起肌肉韧带损伤；潮湿高热易引起大量出汗，发生肌肉痉挛或虚脱，甚至发生热射病；光线不足，能见度差，影响视力，使兴奋性降低和反应迟钝而导致受伤。

第四节　训练损伤的预防原则与方法

预防训练损伤，首先应解决思想认识问题，在此基础上，采取有效的综合措施，努力消除各种致伤因素，才能达到预期目的。

一、大力开展宣教工作

在新消防救援人员入职教育训练、比武集训等集中训练开始阶段，要向各级各类骨干传授训练损伤预防和相关的生理知识，特别是要给新消防救援人员开设训练损伤预防教育课，使大家认识到损伤预防的重要性。训练部门要将预防体、技能训练损伤知识纳入新消防救援人员入职健康教育计划，医务人员要充分利用校园广播、局域网、墙报等多种载体，大力宣传训练损伤的预防知识，及时解答大家在训练中遇到的各类问题。

二、全面提升身体素质

要针对不同的训练课目，注意加强易伤部位及相对薄弱部位的训练，提高机能，有效预防训练损伤；另外，要经常克服由于大运动量所带来的诸如肌肉酸疼等疲劳感觉和各种困难，通过长期的艰苦训练，持之以恒，坚持不懈，逐步培养消防救援人员强健的体魄、顽强的意志品质以及增强直面各类危险的承受能力。

三、创新组训方法手段

组训人员在充分了解、掌握消防救援人员身体健康状况、机能状态和运动素质水平的基础上，根据体、技能教学的整体安排，制定科学周密的训练计划，创新方法手段，有效开展无伤训练，最大限度减少训练损伤，特别是新消防救援人员的入职训练，由于类别复杂，要积极探索地方青年和有一定训练基础的消防救援人员体、技能训练互相融合的新思路。例如，对地方青年入职的新消防救援人员实施强化训练普训加正课分训的策略，对有训练基础的新消防救援人员实施"好、中、弱"分别编队编班等方法，最大限度发挥好各自作用，深度挖掘更好的组训方法和手段，激发训练潜能和动力，助力新消防救援人员快速成长进步。

四、科学合理安排训练

不恰当的安排训练是消防救援人员受伤的常见潜在因素，科学安排训练是预防损伤的基础。合理科学地安排测试考核也是考核中预防损伤的基础。基层队（站）的组训者不仅应了解训练的每一个课目，了解每个课目与损伤的关系；而且也要了解受伤队员的训练史，了解其训练的各个成分，从中找到与损伤有关的因素，及时采取措施防止再次受伤。一旦确定某个训练因素与损伤有关，应立刻改正。训练时在保持高质量完成训练目标的同时进行极限数量的训练，但不能超过负荷质与量的极限，不应导致损伤。所有项目均应遵守周期性原则、特定性原则、超负荷原则和个体性原则。

五、及时有效充分恢复

恢复手段对于预防损伤及提高成绩有很大帮助，不及时采取恢复手段既会影响技术动作，也会产生训练疲劳。如出现这种现象同时训练负荷下降，即表明"过量"了。如不及时纠正就会出现过度疲劳。特别是比武集训阶段，消防救援人员对过量训练采用加大训练来克服无力和运动负荷下降，这些做法都是错误的，这样反而容易造成损伤和过度疲劳。科学的方法是及时采取恢复手段。队员、教练员应及时观测训练计划及身体状态，训练日记应详细记录训练情况、睡眠、休息日及晨脉。如有晨脉连续增加，特别伴有成绩下降、疲劳无力，则应减量或停训 1～2 天。消除疲劳的方法有很多，如睡眠、温水浴、按摩、营养补给、心理放松等。睡眠是最自然也是最有效地消除疲劳的方式，在没有特殊任务的情况下，要让消防救援人员养成按时作息的习惯，保证充足睡眠。训练结束后，要做好放松整理活动，如慢跑、肢体各环节静力性牵拉等，或让消防救援人员做一些简单的相互按摩，对消除疲劳也很有作用。

六、注重日常训练保护

训练中适当地保护与帮助可增强受训者的信心，避免一些意外事故发生，保护在器械训练中尤为重要。此外，消防救援人员自身也要学会自我保护的方法，如自高处落地时，双腿应屈膝落地缓冲。当重心不稳时，立刻低头，屈膝团身，以肩背着地，顺势滚翻，切忌直臂撑地等。

七、加强卫勤保障监督

医务人员要加强对训练损伤防治的指导，制定切实可行的卫勤保障预案，加强训练场的巡诊。另外，消防救援人员要加强自我监督，主要包括运动心情、自我感觉、食欲、睡眠等定性指标，以及脉搏、体重等定量指标。严格实施场地器械卫生监督，定期进行卫生安全检查，对已损坏的场地器械应及时维修，维修前一律禁止使用。

八、强化心理素质训练

新消防救援人员入队后要进行心理健康测评，对心理素质做出一个综合的评定，做好相应的心理教育和心理疏导工作，讲清心理因素对体、技能训练的影响及保持心理稳定的方法，帮助他们逐步克服在各类训练中的恐惧感和紧张感，减轻心理压力，增强自信心和主观能动性，加强心理适应性训练，从而提高体、技能训练的适应能力。

九、重视体质健康体检

新消防救援人员进行体检复查时，医务人员应特别关注血压、三大常规（血常规、尿常规、大便常规）、生化免疫以及 B 超、X 线胸片、心电图的检查。外科检查要突出脊柱四肢关节。通过体检，可以提前了解新消防救援人员的身体健康状况，便于科学组织体、技能训练，合理安排教学内容，做到有的放矢，确保安全。对于新消防救援人员的体检，一年最好安排两次，这样做便于更好地掌握其健康动态，对健康情况实施强有力的跟踪。另外，要进行身体功能评估。根据身体机能测试结果和平时训练表现，教练团队要对个体的身体运动功能进行合理评估，创建测试指标并建立新消防救援人员个体训练档案，包括与训练相关的指标，例如呼吸功能、心血管功能、神经递质、骨骼肌肉、自由基、体液酸碱平衡、激素水平等，使大家对各自身体素质有一个客观的认识和评价，以此帮助新消防救援人员详细分析优势和不足，为后续训练计划制定、疲劳恢复、损伤治疗提供一个准确的方向和参考。

第二章　肩部常见损伤预防与处理

第一节　原因及症状

肩关节产生损伤的主要原因有:先前已有损伤未完全恢复,不良的动作模式,错误的训练安排及偶然的因素等。肩关节损伤类型有很多,常见的有关节撞击综合征、粘连性肩关节囊炎和肩袖损伤。

一、肩关节撞击综合征

肩关节撞击综合征指肩关节前屈、外展或内旋时，肱骨大结节与喙肩弓反复撞击，导致肩峰下滑囊炎症、肩袖组织退变，甚至撕裂，引起肩部疼痛、活动障碍，是对单独的或混合多样因素引起的肩前方或前外上方疼痛的总称。产生肩关节撞击综合征的主要原因有：患有上交叉综合征；肩关节稳定性差；挂钩梯的抛梯动作、双人架设 6 米拉梯等训练动作。

二、粘连性肩关节囊炎

粘连性肩关节囊炎也称肩周炎，是指肩关节周围肌肉、韧带、肌腱、滑囊、关节囊等软组织损伤、退变而引起的一种慢性炎症。该炎症会影响肩关节的功能，减少肩关节的活动范围，产生疼痛等一系列症状，且其病变特点广泛。

产生肩周炎的主要原因有：存在肩关节既往损伤，患有风湿性疾病，肌力不平衡，上肢推或拉的动作模式不正确，过度训练等。

三、肩袖损伤

肩袖损伤是一种常见的肩关节损伤，指肩袖肌肉（冈上肌、冈下肌、小圆肌及肩胛下肌）或肌腱发生撕裂。其主要症状为肩关节外侧区域及上举手臂时有疼痛感，且上举手臂过肩或过顶时疼痛加剧，同时可能伴随伤侧手臂无力及肩关节活动范围受限。

产生肩袖损伤的主要原因有：肩部肌力薄弱或准备活动不够，专项练习过于集中，肩部疲劳时再做高难度的动作或活动超过正常生理范围，均为受伤的常见原因。如单杠一练习、二练习、双杠二练习腿部前后摆动时，甩水袋时的出手动作，400米救人疏散物资中液化气罐的单手提罐、绳索攀爬、双人架设6米拉梯、单人架设6米拉梯等都是引起肩袖损伤的常见课目。

第二节 处 理 方 法

一、动作康复训练

1. 持棍运动

第一步：持棍上举（2~4个8拍）（图2-1）。

预备姿势：两手持棍（稍宽于肩），分腿直立。

动作：1拍两手持棍，两臂上举；2拍还原成预备姿势；3~4拍动作与1~2拍相同。

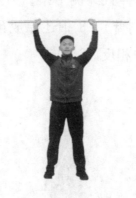

图2-1　持棍上举

第二步：肩侧屈棍后置（2~4个8拍）（图2-2）。

预备姿势：两手持棍（稍宽于肩），分腿直立。

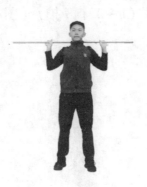

图2-2　肩侧屈棍后置

动作：1~2拍两臂经上举屈肘置棍于肩后（两臂肩侧屈）；3~4拍还原成预备姿势。

第三步：持棍侧举（2~4个8拍）（图2-3）。

预备姿势：两手持棍两端（拳心相对），分腿直立。

动作：1~2拍一臂伸直经侧上举，另一臂稍用力持棍向上推（先做健侧臂然后做患侧臂），8拍还原成预备姿势，5~8拍动作与1~4拍相同，但方向相反。

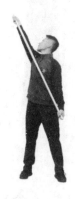

图2-3 持棍侧举

第四步：持棍后举（1~2个8拍）（图2-4）。

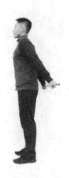

图2-4 持棍后举

预备姿势：两手于体后持棍，分腿站立。

动作：1 拍两臂尽量前举，2 拍还原成预备姿势，3 ~ 4 拍动作与 1 ~ 2 拍相同。

第五步：持棍体后上拉（2 ~ 4 个 8 拍）（图 2 - 5）。

预备姿势：健侧手在上（臂弯曲），虎口向下握棍，患侧手在下，于体后虎口向上握棍。

动作：1 ~ 2 拍健侧臂逐渐伸直，用手持棍向上拉患侧手；3 ~ 4 拍还原成预备姿势。

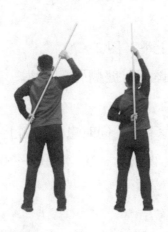

图 2 - 5　持棍体后上拉

2. 滑轮运动

第一步：持环上举（图 2 - 6）。

预备姿势：两手握环，健侧臂上举，患侧臂下垂，分腿直立。

动作：1 拍患侧臂上举，健侧臂下压；2 拍还原成预备姿势。两动为一次，做 15 ~ 30 次。

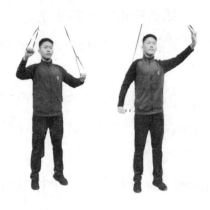

图 2 - 6　持环上举

第二步：持环侧上举（图 2 - 7）。

预备姿势：两手握环，健侧臂侧上举，患侧臂侧下垂，分腿直立。

动作：1 拍健侧臂下压，同时患侧臂侧上举（两臂尽量伸直）；2 拍还原成预备姿势。两动为一次，做 15 ~ 30 次。

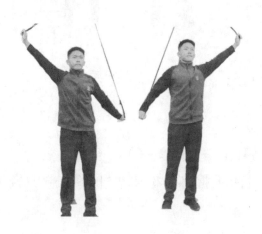

图 2 - 7　持环侧上举

第三步：持环体后上拉（图2-8）。

预备姿势：健侧臂上举握环，患侧臂稍屈体后握环（掌心向后）。

动作：1拍健侧臂下压，同时患侧臂尽量弯曲上举；2拍还原成预备姿势。两动为一次，做15~30次。

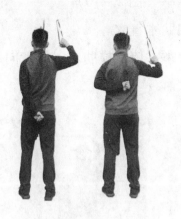

图2-8 持环体后上拉

第四步：肩固定侧上举（图2-9）。

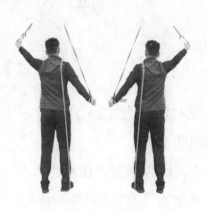

图2-9 肩固定侧上举

预备姿势：两手握环，健侧臂侧上举，患侧臂侧下垂，患侧肩用带固定。

动作：1拍健侧臂下压，同时患侧臂侧上举，2拍还原成预备姿势。两动为一次，做 15～30 次。

3. 肋木运动

第一步：单臂上举（图2－10）。

预备姿势：面向肋木直立。

动作：患侧臂上举，依次摸肋木，尽量向上伸，然后还原成预备姿势。做 8～16 次。

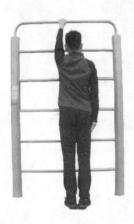

图2－10　单臂上举

第二步：双手握木悬垂（图2－11）。

预备姿势：面向肋木直立。

动作：两手握木，两脚悬空，挂于肋木上。然后逐渐增加悬垂时间（以不引起明显疼痛为宜）。初练时脚可不悬空，只屈双膝做握木悬垂。做 2～3 次。

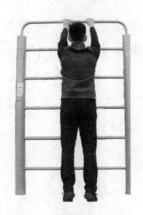

图 2 - 11　双手握木悬垂

第三步：挺身拉肩运动（图 2 - 12）。

预备姿势：背向肋木站立，两手握肋木。

动作：1 拍两臂伸直，重心前移，挺胸出，背弓，向前拉肩，体后屈；2 拍还原成预备姿势。做 3 ~ 5 次。

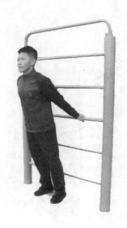

图 2 - 12　挺身拉肩运动

第四步：背后握木下蹲运动（图2-13）。

预备姿势：背向肋木站立，两手握肋木（手心向上）。

动作：1拍两手握住肋木，屈膝下蹲；2拍还原成预备姿势。做3~5次。

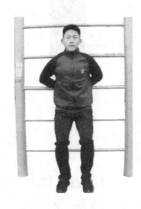

图2-13 背后握木下蹲运动

第五步：侧举握肋木下蹲运动（图2-14）。

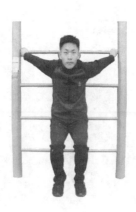

图2-14 侧举握肋木下蹲运动

预备姿势：背向肋木站立，两臂侧举，两手握住肋木（掌心向下）。

动作：两臂侧举，屈膝下蹲，蹲至蹲不下时为止。做 3~5 次。

4. 筋膜球活动（图 2－15）

预备姿势：仰卧在地板上，膝弯曲，将头部枕在枕头上。

动作：先将一只手臂放在胸前，将筋膜球放在上背部的下方，该手臂肩胛骨的旁边，位于肩胛骨和脊柱之间。找到痛处并施压来释放肌肉的紧张压力。轻轻把球移动到另一个酸痛点并保持，以此来释放紧张的压力。

注意事项：在进行这个训练时不要到处滚球，避免损伤肩关节的神经。在每个痛处保持按压直到释放压力。

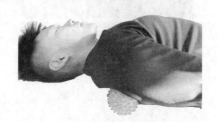

图 2－15　筋膜球活动

二、穴位按摩

将上臂外展 30°休息 1 周，使肩袖肌松弛可以减轻疼痛。针灸、理疗、外敷中药或痛点封闭，均有较好效果。急性期后进行按摩治疗，可用推摩、探、进、滚等手法，也可以配合点穴按摩，如针刺肩髃、肩内陵、曲池和阿是穴等，最后运拉上肢，活动肩关节。疑有肌腱完全断裂者，应立即送医院检查确诊，及早进行手术修补。

1. 肩中俞

肩中俞（图2-16）位于背部第7颈椎棘突下，后正中线旁开2寸的地方。肩中俞穴主治肺失宣肃导致的咳嗽、气喘、咳血等症，以及经络阻塞导致的肩背疼痛、落枕等症。配合其他穴位可治疗风热咳嗽、痰热遏肺导致的咳喘、风寒湿痹导致的肩背疼痛等。

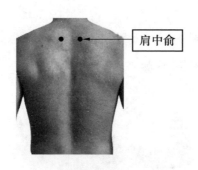

图2-16　肩中俞

2. 肩髃穴

肩髃穴（图2-17）是人体腧穴之一，此腧穴在肩部、三角肌上，臂外展或向前平伸时，肩峰前下方凹陷处。有疏经通络，理气

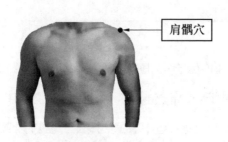

图2-17　肩髃穴

化痰的作用。主要用于治疗肩臂挛痛、上肢不遂、瘾疹等病症。

3. 天柱穴

天柱穴（图 2 - 18）是足太阳膀胱经上的常用腧穴之一，位于颈后区，横平第 2 颈椎棘突上际，斜方肌外缘凹陷中，在斜方肌起部，深层为头半棘肌；有枕动、静脉；布有枕大神经分支。主治痹证、鼻塞、目痛、癫狂痫、热病。

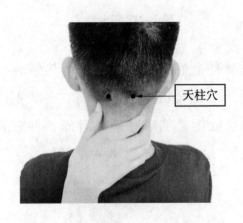

图 2 - 18 天柱穴

4. 大椎穴

大椎穴（图 2 - 19）是人体穴位之一，位于第 7 颈椎棘突下凹陷中。有腰背筋膜，棘上韧带及棘间韧带；有第 1 肋间后动、静脉背侧支及棘突间静脉丛；布有第 8 颈神经后支。具有清热解表、截疟止痛的功效。

5. 曲池穴

曲池穴（图 2 - 20）是人体腧穴之一，在肘横纹外侧端，屈

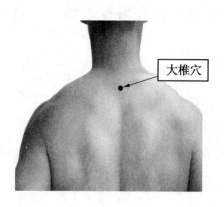

图 2 - 19　大椎穴

肘，当尺泽与肱骨外上髁连线中点。有清热解表、疏经通络的作用。临床上主要用于配合治疗手臂痹痛、上肢不遂、热病、高血压、癫狂；腹痛、吐泻、咽喉肿痛、齿痛、目赤肿痛，瘾疹、湿疹、瘰疬等病症。

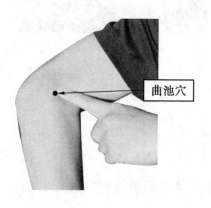

图 2 - 20　曲池穴

图 2 - 21 所示为整个肩膀各穴位位置视图，可供读者参考。

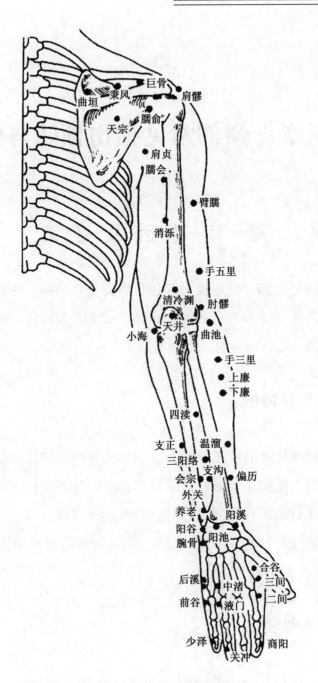

图 2 - 21　肩膀穴位图

第三章　颈部常见损伤预防与处理

第一节　原　因　及　症　状

脖子就是颈部，是连接头部和身体的重要结构。颈部密集血管神经，结构复杂。前方有食管、气管，后方是颈椎骨、颈脊髓神经及颈部肌肉。

一、急性拉伤

颈部急性拉伤的主要原因为：颈部突然转向或屈伸导致的颈部软组织撕裂、扭曲、变形。训练前准备不充分，操作400米救人疏散物资等课目运用到颈部发力时，亦可造成损伤。

颈部急性拉伤的主要症状为：颈部疼痛剧烈，颈椎僵硬不能活动。

二、慢性拉伤

颈部慢性拉伤的主要原因有两点：一是长期处于一种不良的姿态中，会导致颈部受到慢性拉伤；二是没有及时对急性颈部拉伤进行科学规范的治疗，也是引发慢性颈椎软组织损伤的一种病因。

颈部慢性拉伤的主要症状为：会出现颈部疼痛的症状，主要是因为肌肉在拉伤后，肌纤维组织会水肿，导致局部血液循环不畅，从而引起疼痛。

第二节 处 理 方 法

一、动作康复训练

1. 颈肩部按摩（图3-1）

用拇指按住痛点，顺着肌肉纹理方向按摩，用力要适度，以酸胀疼痛为度。用力过大，可能导致按摩损伤。

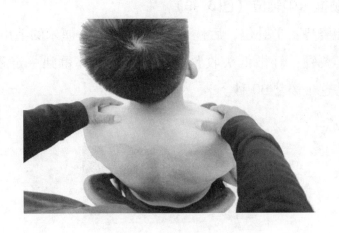

图3-1 肩颈部按摩

2. 颈椎·中轴过伸（图 3 – 2）

起始姿势：坐位或自然站立位。

动作要领：轻低下颌，向后方平移头颈部，始终保持视线水平，不要仰视或俯视，感觉到后颈部和肩部上方的肌肉受到牵拉。维持这个姿势 30 秒。

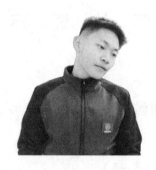

图 3 – 2　颈椎·中轴过伸

3. 颈椎·中轴位（图 3 – 3）

起始姿势：平卧位，后枕下垫一个直径 10 厘米的毛巾卷。

动作要领：轻微低头收紧下颌，使后颈部得到一定程度的牵拉。维持这个姿势 30 秒。

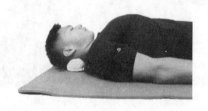

图 3 – 3　颈椎·中轴位

4. 颈椎·侧弯（图 3-4）

起始姿势：自然站立或坐位。

动作要领：向一侧弯头，尽量将耳朵贴向同侧肩部。锻炼时不要旋转头部，保持视线向前。感觉到对侧颈部肌肉受到牵拉。维持这个姿势 30 秒。

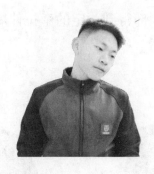

图 3-4 颈椎·侧弯

5. 颈椎·旋转（图 3-5）

起始姿势：自然站立或坐位。

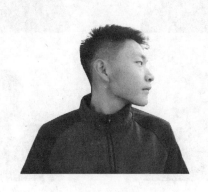

图 3-5 颈椎·旋转

动作要领：向一侧旋转头部，视线转向肩部。锻炼时保持头部水平，不要向一边侧弯。感觉到对侧及后侧颈部肌肉受到牵拉。维持这个姿势30秒。

6. 颈椎·圆周运动（图3-6）

起始姿势：自然站立或坐位。

动作要领：轻柔地顺时针和逆时针旋转头、颈部。在不引起疼痛的情况下活动，使颈部得到一定的牵拉伸展和放松。

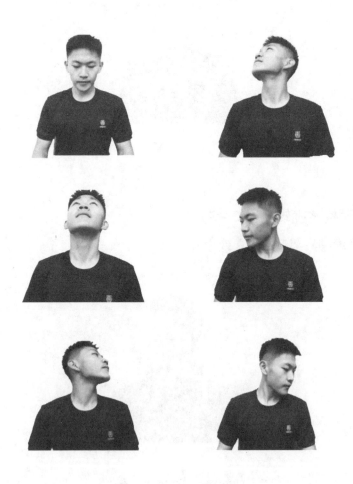

图3-6　颈椎·圆周运动

7. 颈椎·振臂扩胸活动操（图3-7）

起始姿势：两脚分开，自然站立。

动作要领：在两脚分开，自然站立的基础上，先做高位振臂，注意伸直手臂；再做中位振臂，注意大臂略低于肩；最后做低位振臂，大拇指竖起。以上3个动作均要求头部正直，自然呼吸，振臂到极限位置，每个动作操作20次，感受拉伸效果。

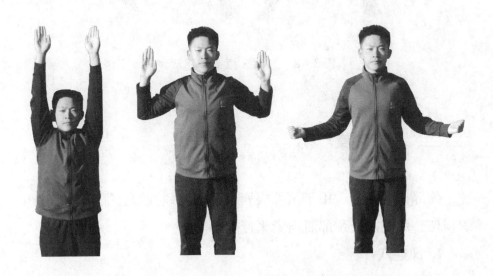

图3-7　颈椎·振臂扩胸活动操

8. 颈椎·颈部康复动作（图3-8）

起始姿势：自然站立。

动作要领：下身呈马步姿势，上体保持正直双手扶膝，向后转颈，头部带动上体，感受颈部拉伸，先向左转，后向右转，可以活动3~5组。

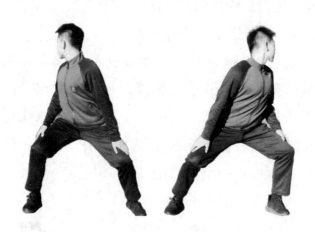

图 3-8　颈椎·颈部康复动作

二、穴位按摩

颈部按摩主要适用于颈部疾病患者，如颈椎综合征、颈部软组织损伤、落枕以及颈部肌肉紧张疲劳等。

1. 风池穴

风池穴（图 3-9）位于颈项肌两侧入发际一寸左右凹陷中。用一手固定头部，另一手用拇指和食指点按此穴 2~3 分钟。可以缓解头痛、头晕、强颈痛、红眼痛、流泪、鼻窦炎、鼻衄、耳聋、气闷、中风、面部扭曲、疟疾发热、感冒、肿痛、落枕等诸多症状。

2. 风府穴

风府穴（图 3-10）位于颈部后正中线入发际一寸处，平风池穴的位置。点按风府穴，对癫狂、痫证、癔症、中风不语、悲恐惊

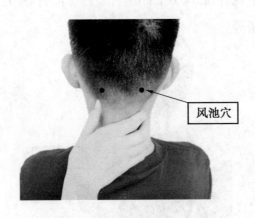

图 3 - 9 风池穴

悸、半身不遂、眩晕、颈项强痛、咽喉肿痛、目痛、鼻衄等症状均有不错的效果。

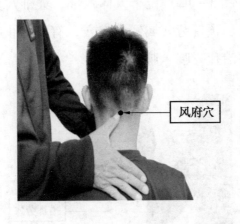

图 3 - 10 风府穴

3. 秉风穴

秉风穴（图 3 - 11）位于肩胛部冈上窝中央，即抬举上臂时，肩胛部的凹陷中就是秉风穴的位置。主要治疗冈上肌腱炎、肩周炎、肩胛神经痛等。

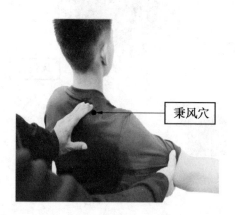

图 3 – 11　秉风穴

4. 颈百劳穴

颈百劳穴（图 3 – 12）位于人体颈部，大椎穴直上 2 寸，后正中线旁开 1 寸处。颈百劳穴属经外奇穴，有养肺止咳、舒筋活络的功效，可缓解并治疗哮喘、肺结核等。

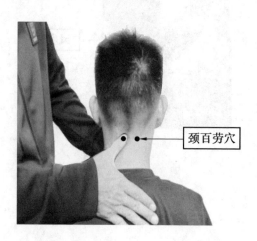

图 3 – 12　颈百劳穴

5. 大椎穴

大椎穴位于第 7 颈椎棘突下凹陷中，属督脉，其位置参见图 2 - 19。主要对发热恶寒、头项强痛、肩背痛、疟疾、风疹、癫狂、小儿惊风、黄疸等病症有不错的治疗效果。

6. 天宗穴

天宗穴（图 3 - 13）位于后肩和腋窝的三分之一处，手指自然垂直，中指指尖接触的点为天宗点。点击、按压和摩擦这个点会产生强烈的酸痛感，可以放松整个肩部肌肉。

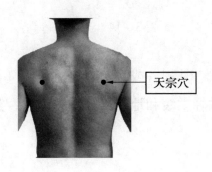

图 3 - 13　天宗穴

7. 天牖穴

天牖穴（图 3 - 14）位于人体颈部，乳突后方下方，胸锁乳突肌后缘，大致在下颌角水平。经常按摩这一点可以改善高血压、头痛、头晕、脖子僵硬和耳鸣等症状。

注：常用的肩颈部按摩方法以及位置图示。

一指禅推法：用大拇指的指端着力于颈部穴位上，通过前臂与腕部的协调摆动和指间关节的屈伸活动，使得产生的力持续作用于穴位上，具有舒筋活络的作用。

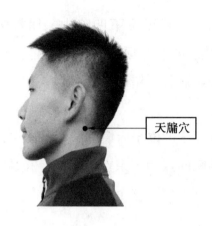

图 3 – 14　天牖穴

揉法：用手掌、掌根，或大鱼际、小鱼际（图 3 – 15）等固定于颈部穴位上，做轻柔缓和地回旋揉动的动作，具有活血化瘀、消肿止痛等作用。

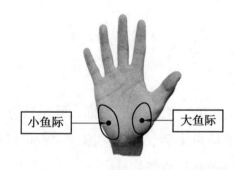

图 3 – 15　小鱼际与大鱼际

推法：用指端或后肘部着力于颈部，缓缓地做单方向的直线推动，可以起到行气活血、舒筋活络、增强肌肉兴奋性等作用。

抹法：以双手或单手拇指的指面为着力部位，贴在颈部皮肤上，上下或左右往返移动，常用于头面及颈项部，可用于缓解头晕、头痛及颈部疼痛等症状。

拿法：以拇指与其他手指指面为着力部位，对称用力，做一紧一松、一拿一放的动作，适用于颈部、肩部，具有祛风散寒、开窍

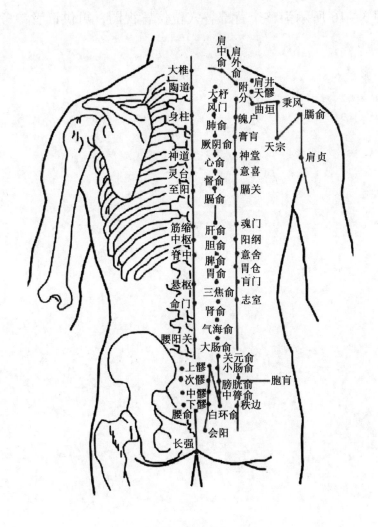

图 3-16 背部穴位图

止痛等作用。

捏法：用手捏住一定部位，对称用力做连续捻转挤捏的动作，也具有舒筋通络、行气活血的作用，适用于头部、颈部、背部等。

振动法：在肩部用拳、掌等方法交替振动，以使各组织起到缓解作用为度，属于恢复手法。

图 3 - 16 所示为整个背部各穴位位置视图，可供读者参考。

第四章　手腕部常见损伤
预 防 与 处 理

第一节　原 因 及 症 状

手腕关节扭伤的主要原因为：腕关节遭受急性损伤暴力，包括轴向压缩和牵拉暴力，扭转暴力（旋前或旋后），掌、背方向暴力和桡、尺方向暴力，这会导致腕关节软组织结构的牵拉、扭转，甚至裂开和完全撕裂。现实的损伤场景通常出现在绳索攀爬、挂钩梯抛梯、60 米肩梯起梯和翻梯、400 米救人疏散物资的液化气罐单手提罐、双杠练习、卧推等训练中，此时腕关节是背伸的，损伤暴力的作用方向还需看前臂是旋前还是旋后的，桡关节尺偏或桡偏以及和前臂、地面的角度等。

手腕关节扭伤的主要症状有：受伤时患处剧烈疼痛，伤后腕关节出现压痛、肿胀，继而可能波及整个手腕和手部；受伤时腕关节可有撕裂或弹响声，伤后局部出现瘀斑，腕和手部功能受限。

第二节 处 理 方 法

一、动作康复训练

1. 腕关节·腕关节旋后屈曲（图 4 - 1）

起始姿势：腕关节屈曲，将手背置于桌面，内旋肩部，手指向外。

动作要领：保持肘关节伸直，用力下压屈曲腕关节，直至关节背侧感到明显牵拉，维持这个姿势 20 ~ 30 秒。

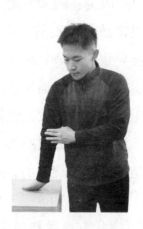

图 4 - 1 腕关节·腕关节旋后屈曲

2. 腕关节·腕关节被动屈曲（图 4 - 2）

起始姿势：患肢向前方伸直，腕部向下方屈曲。另一只手握住患肢手部。

动作要领：尽力屈曲腕关节，直至关节背侧感到明显牵拉。动作维持 20～30 秒。

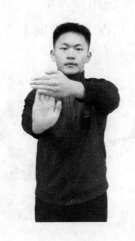

图 4-2　腕关节·腕关节被动屈曲

3. 腕关节·腕关节旋后背伸（图 4-3）

起始姿势：腕关节背伸，将手掌置于桌面，手指向后。

动作要领：保持肘关节伸直，用力下压背伸腕关节，直至关节掌侧感到明显牵拉。维持这个姿势 20～30 秒。

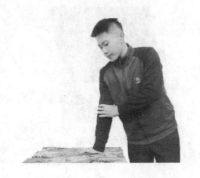

图 4-3　腕关节·腕关节旋后背伸

4. 腕关节·腕关节背伸1（图4-4）

起始姿势：坐位，前臂置于桌上，掌心向下，腕关节位于桌外。手持1~2千克哑铃或使用弹力带。

动作要领：在抗阻力情况下缓慢向上方背伸腕关节。维持这个姿势20~30秒，缓慢回到起始位置。

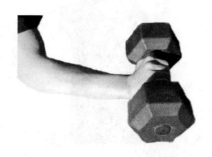

图4-4　腕关节·腕关节背伸1

5. 腕关节·腕关节背伸2（图4-5）

起始姿势：健侧手掌向上握住患侧手部，腕关节处于背伸位。

动作要领：用力向上方背伸腕关节，直至关节掌侧感到明显牵拉。维持这个姿势20~30秒。

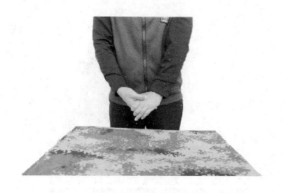

图4-5　腕关节·腕关节背伸2

二、穴位按摩

1. 腕骨穴

腕骨穴（图4－6）在手掌尺侧，第5掌骨基底与钩骨之间，赤白肉际凹陷处，在手背尺侧，小指展肌起点外缘。点按腕骨穴，主要是用拇指点按患者腕骨穴约数分钟，可以左右接替操作，具体按摩时间根据患者病症来看，具有治疗手臂痛、腕关节扭伤、周围软组织疾病等作用。

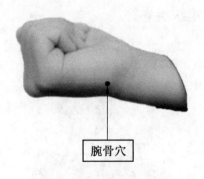

腕骨穴

图4－6　腕骨穴

2. 阳池穴

阳池穴（图4－7）位于腕背横纹上，点揉阳池穴，按摩者一手托住被按摩者手，用另一手食指点按阳池穴顺时针方向进行按摩，具有治疗腕关节疼痛、腕关节活动受限等功效。

3. 阳溪穴

阳溪穴（图4－8）位于腕关节背侧横纹上两条肌腱之间凹陷

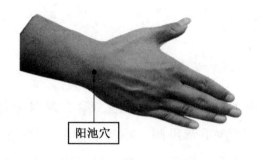

图 4 - 7 阳池穴

处，点揉阳溪穴，按摩此穴位可以有效治疗腕关节疼痛、腱鞘炎、腕关节及其周围软组织疾病等。

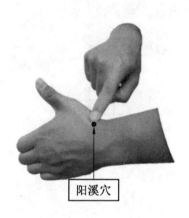

图 4 - 8 阳溪穴

4. 神门穴

神门穴（图 4 - 9）位于前臂靠小指侧的腕横纹上，掐按神门穴，通过按摩可以有效缓解腕关节扭伤、腕部疼痛等。

5. 外关穴

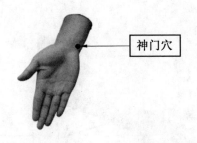

图 4 - 9　神门穴

外关穴（图 4 - 10）位于腕关节横纹上约 3 横指宽处，手臂外侧正中，点揉外关穴，用左手拇指点按外关穴顺时针和逆时针进行按揉，可以有效缓解手腕扭伤后的症状。

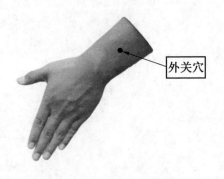

图 4 - 10　外关穴

6. 太渊穴

太渊穴（图 4 - 11）位于腕前区，桡骨茎突与舟状骨之间，拇长展肌腱尺侧凹陷中。桡侧腕屈肌腱的外侧，拇长展肌腱内侧，有桡动、静脉，布有前臂外侧皮神经和桡神经浅支混合支。主治咳嗽、气喘、无脉症、腕臂痛。

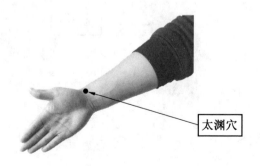

太渊穴

图 4-11　太渊穴

第五章　腰部常见损伤预防与处理

第一节　原因及症状

腰部损伤的常见原因为：腰部长期过度负重或长期腰部姿势不良，使腰部肌肉、韧带持久地处于紧张姿态。如400米救人疏散物资中的扛假人上肩，下肢训练动作的负重深蹲、硬拉等。这种长期积累性劳损，导致肌肉韧带组织缺血与代谢障碍以及组织慢性损伤，出现炎症反应，以致腰痛持久难愈。

腰部损伤的常见症状为：可无明显的外伤史，腰部酸痛或胀痛，弯腰有时较困难，持久弯腰时疼痛加剧，休息后缓解，适当活动或经常变换体位后腰痛也可减轻。坐位或卧位时用小枕垫于腰部能减轻症状，常喜用两手捶腰，以及自我按揉两腰眼处感觉舒服。腰部外观多无异常，有时可见生理性前曲变浅。单纯性腰肌劳损的压痛点常位于棘突两旁的竖脊肌处，髂嵴后部或骶骨后面的竖脊肌附着点处。若伴有棘间韧带损伤，压痛点则位于棘间、棘突上。腰部活动功能多无障碍，严重者可稍有受限。直腿抬高试验阴性，神经系统检查无异常。

第二节 处 理 方 法

一、动作康复训练

加强腰、腹肌肌力和伸展性的锻炼，对增强肌肉弹性和耐力，提高脊柱的稳定性、灵活性，松解局部组织的粘连都是有益的。竖脊肌是维持直立姿势及对抗重力的主要肌群，其在腰肌劳损恢复训练中的地位无疑是十分重要的。但拮抗肌腹肌的作用也不容忽视，只有腹肌与竖脊肌保持适当平衡才能维持良好姿势及保持腰椎稳定。强有力的腹肌能提高腹内压，矫正腰椎过度前凸及骨盆过度前倾，提高下腰椎的稳定性。

主要的康复动作有：俯卧燕式身体（图5-1），俯卧身体，俯卧伸腿（图5-2），俯卧燕式身体伸腿（两头起）（图5-3），仰卧抱膝（图5-4），仰卧抬臀（图5-5），仰卧半桥（图5-6），仰卧辅助臀桥（图5-7），单腿臀桥（图5-8），单腿辅助臀桥

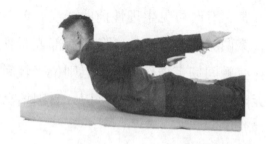

图5-1 俯卧燕式身体

（图5-9），仰卧推掌（图5-10），腰部拉伸放松动作（图5-11），腰部拉伸放松动作进阶（图5-12），转体敲臀（图5-13），仰卧起坐（图5-14），腰部拉伸（图5-15），跪姿拉伸（图5-16）。以上动作可根据患者实际情况选做。每个动作每次可做4×8拍。每天可练2次，早晚各1次。

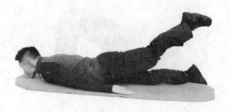

图5-2　俯卧伸腿

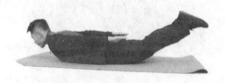

图5-3　俯卧燕式伸腿（两头起）

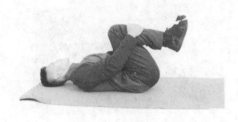

图5-4　仰卧抱膝

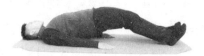

图 5 - 5　仰卧抬臀

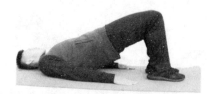

图 5 - 6　仰卧半桥

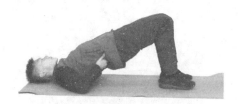

图 5 - 7　仰卧辅助臀桥

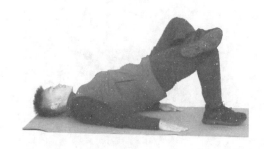

图 5 - 8　单腿臀桥

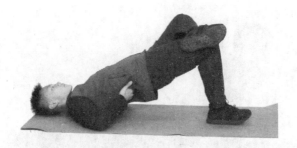

图 5 - 9　单腿辅助臀桥

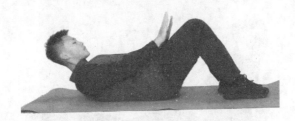

图 5 - 10　仰卧推掌

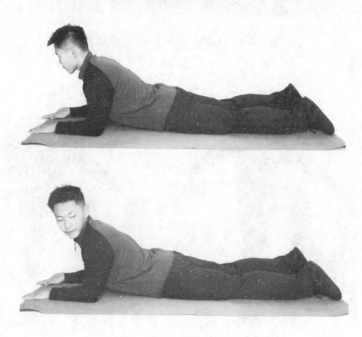

图 5 - 11　腰部拉伸放松动作

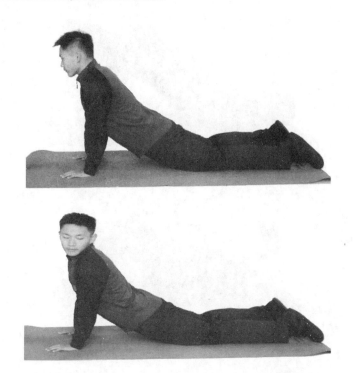

图 5 - 12　腰部拉伸放松动作进阶

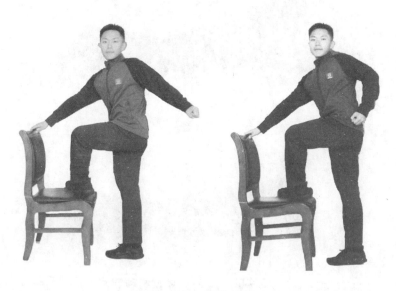

图 5 - 13　转体敲臀

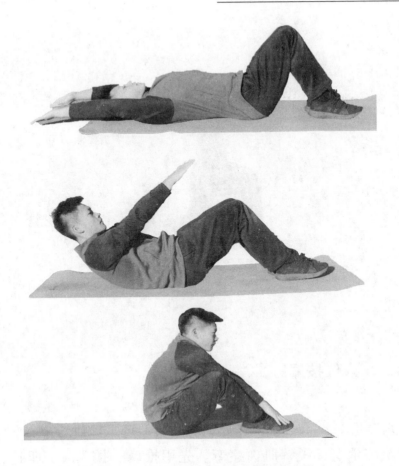

图 5 – 14　仰卧起坐（三步动作）

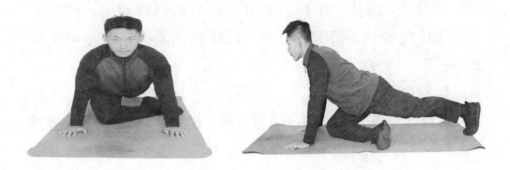

图 5 – 15　腰部拉伸

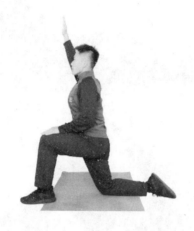

图 5 - 16　跪姿拉伸

二、穴位按摩

按摩的目的在于促进血液循环，理顺肌纤维，剥离粘连，加速炎症消退，缓解肌肉痉挛。先用推摩、揉、滚、叩打、按压等手法，在两侧竖脊肌、臀肌上按摩 5～10 分钟，然后在肾俞、腰阳关、委中、承山穴施针，最后施以被动屈、伸腰手法。手法应轻快、柔和、稳妥，忌用强劲暴力，以免加重损伤。

1. 肾俞穴

肾俞穴（图 5 - 17）位于人体背部，横平第 2 腰椎的腧穴旁开 1.5 寸。肾俞穴临床上主要治疗头晕、耳鸣、耳聋、腰酸痛等肾虚病症，遗尿、遗精、阳痿、早泄、不育等泌尿生殖系统疾患，女性月经不调、带下、不孕等妇科病症。

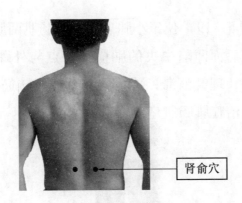

图 5 – 17　肾俞穴

2. 委中穴

委中穴（图 5 – 18）位于人体的腘横纹中点，当股二头肌腱与半腱肌肌腱的中间；委中穴在腘窝正中，有腘筋膜，在腓肠肌内、外头之间；布有腘动、静脉；有股后皮神经、胫神经分布。此穴的主治疾病为：坐骨神经痛、小腿疲劳、肚子疼痛、脖子酸痛、腰部疼痛或疲劳、臀部疼痛、膝盖疼痛。

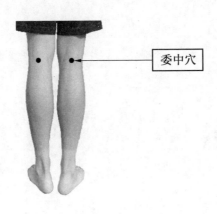

图 5 – 18　委中穴

3. 承山穴

承山穴（图 5-19）位于小腿后区，腓肠肌两肌腹与肌腱交角处；俯卧，膝盖后面凹陷中央的腘横纹中点与外踝尖连线的中点处。能舒筋活络，理气消滞；善治腰痛、腿痛转筋、痔疾、便秘、脚气；现多用于治疗腓肠肌痉挛、坐骨神经痛、下肢瘫痪等。

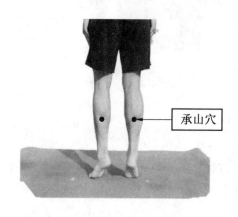

承山穴

图 5-19　承山穴

第六章 膝关节常见损伤预防与处理

第一节 原 因 及 症 状

半月板损伤，主要原因是由膝关节扭伤引起，当膝关节屈曲，相应足固定，大腿猛然内/外旋，半月板在股骨踝与胫骨之间受到旋转剪切力，这种动作对半月板产生压迫、旋转和剪切应力，从而导致半月板损伤。在 400 米救人疏散物资、负重登十楼、百米障碍等课目以及超负荷跑步、负重深蹲等运动时最易产生损伤。

半月板损伤的基本症状有：①发生损伤的瞬间有种骨骼爆裂的感觉；②关节肿胀或僵硬；③关节疼痛，尤其是膝关节扭曲或转动时；④膝盖无法完全伸直或弯曲；⑤当尝试屈伸膝关节时，感觉好像被锁定。

第二节 处 理 方 法

一、动作康复训练

急性期初步治疗或手术后次日，膝关节肿胀开始消退即可开始训练。未拆线前，患肢伸直抬腿练习 5 分钟，要求上抬快，下放慢；股四头肌抽动练习，每分钟 6 次，练习 5 分钟；未伤肢体关节及全身进行锻炼。

肿胀疼痛消失后，可做膝关节股四头肌渐进抗阻练习。如运动至某一关节角度有疼痛时，可避开此角度做短弧等张或等速练习以及多角度等长练习。术后 2 周可扶拐行走，3 周后正常行走，3 个月后如下蹲起立无疼痛、无响声可循序渐进地进行跑步、变速跑、8 字形跑、突停、跳跃等训练。如未引起疼痛或肿胀关节活动度充分恢复，肌力恢复至 90% （与健肢对比）以上，才能参加正规训练。

1. 泡沫轴滚压大腿前侧训练（图 6 – 1）

训练目的：放松大腿前侧筋膜与肌肉，促进膝关节周围软组织功能恢复。

注意事项：滚压过程中保持腹部收紧，身体稳定。

训练步骤：身体呈俯卧姿势，双肘屈肘撑地，将泡沫轴置于左腿大腿下方，右腿叠放于左腿之上。

双臂推地，带动身体前后移动，使泡沫轴在左腿大腿处慢慢来

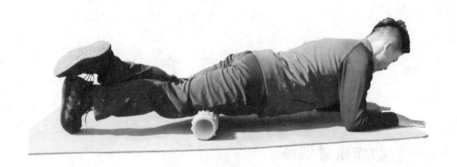

图 6 – 1　泡沫轴滚压大腿前侧训练

回滚动，并可在有明显酸痛点的位置进行局部反复滚动。滚动至规定时间后，换另一侧进行该动作。

2. 泡沫轴滚压大腿后侧训练（图6-2）

训练目的：放松大腿后侧筋膜与肌肉，促进膝关节周围软组织功能恢复。

注意事项：滚压过程中保持腹部收紧，臀部抬离地面。

训练步骤：身体呈坐姿，双臂伸直撑于体后，左腿伸直，将泡沫轴置于左腿大腿下方，右腿屈曲置于左腿上。

双手推地，带动身体前后移动，使泡沫轴在右腿大腿处慢慢来回滚动，并可在有明显酸痛点的位置进行局部反复滚动。滚动至规定时间后，换另一侧进行该动作。

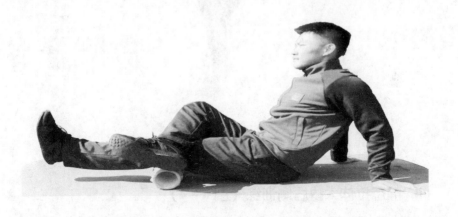

图6-2　泡沫轴滚压大腿后侧训练

3. 静态拉伸大腿前侧训练（图6-3）

训练目的：促进恢复大腿前侧肌群的弹性及初始肌肉长度。

注意事项：拉伸过程中保持躯干挺直，上举手臂伸直，身体稳定。

训练步骤：身体呈站姿，右腿单腿支撑，左腿向后屈膝，左手握住左脚，右臂向上伸直举过头顶。

保持身体稳定，左手将左脚拉向臀部，直至左腿股四头肌有中等程度的拉伸感。保持20～30秒后，换另一侧进行该动作。

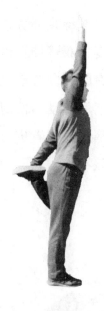

图6-3　静态拉伸大腿前侧训练

4. 静态拉伸大腿后侧训练（图6-4）

训练目的：促进恢复大腿后侧肌群的弹性及初始肌肉长度。

注意事项：拉伸过程中保持躯干挺直，拉伸腿伸直。

训练步骤：身体呈坐姿，左腿伸直，右腿屈曲，右脚置于左腿内侧。

躯干慢慢前倾，双手沿左腿向前移动，直至左腿腘绳肌有中等强度的拉伸感。保持20～30秒后，换另一侧进行该动作。

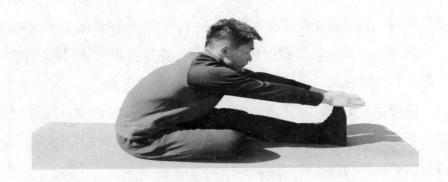

图 6 - 4 静态拉伸大腿后侧训练

5. 弹力带拉伸髂腰肌训练（图 6 - 5）

训练目的：促进恢复髂腰肌的弹性及初始肌肉长度。

注意事项：拉伸过程中保持躯干挺直，上举手臂伸直，双腿膝关节朝向正前方避免旋转或倾斜。

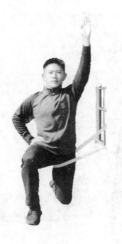

图 6 - 5 弹力带拉伸髂腰肌训练

训练步骤：身体呈单腿跪姿，右腿在前，左腿在后，左臂伸直举过头顶，右手扶于腰部。将弹力带的一端固定在身体左侧约与髋关节同高处（或由辅助者握住），另一端绕过左腿大腿根部，使弹力带具有一定张力。

保持躯干挺直，身体重心前移并下压，同时左臂进一步向上伸展，直至左侧髂腰肌有中等强度的拉伸感。保持 20～30 秒后，换另一侧进行该动作。

6. 弹力带拉伸梨状肌训练（图 6-6）

训练目的：促进恢复梨状肌的弹性及初始肌肉长度。

注意事项：拉伸过程中避免髋部旋转或倾斜。

训练步骤：身体呈跪坐姿势，左腿屈髋、屈膝置于体前，大腿和臀部抬离地面，右腿向后自然伸直，双臂伸直支撑于左腿前方的地面。将弹力带的一端固定在身体左侧约与关节同高处（或由辅助者握住），另一端绕过左腿大腿根部，使弹力带具有一定张力。

躯干前倾下压，直至左侧梨状肌有中等强度的拉伸感。保持

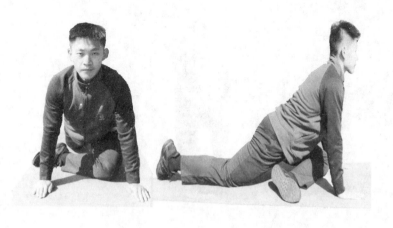

图 6-6　弹力带拉伸梨状肌训练

20～30秒后，换另一侧进行该动作。

做完弹力带拉伸梨状肌训练后，可配合如下三个动作辅助拉伸放松：单脚踮脚拉伸与双脚踮脚拉伸（图6-7）、膝部夹球伸腿拉伸（图6-8）和侧卧转踝拉伸（图6-9）。

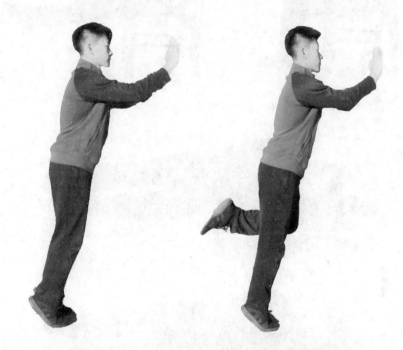

图6-7　单脚踮脚拉伸与双脚踮脚拉伸

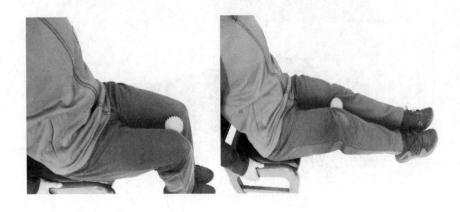

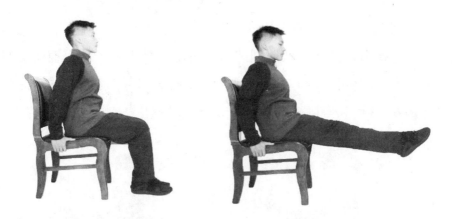

图 6 - 8 膝部夹球伸腿拉伸

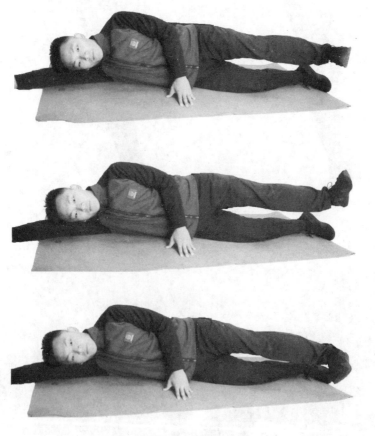

图 6 - 9 侧卧转踝拉伸

二、穴位按摩

急性期单纯半月板损伤有绞锁症状，应先理筋解锁。患者仰卧位腘窝下垫枕，在膝部上下的大腿、小腿部位，用推摩、揉、揉捏和推压等手法，由轻而重地按摩，以放松肌肉。一手握住患者踝部，另一手托住腘窝部，轻轻屈伸膝关节，幅度由小到大，最后大幅度地屈伸 2~3 次。如仍未"解锁"，可使膝关节在屈伸过程中，同时做内收或外展腿内外旋的动作，即可"解锁"。整个操作过程要求缓慢、轻柔，严禁用暴力。解锁后，如急性创伤性滑炎症状加重，积血明显，可在无菌条件下抽出积血加压包扎。最好用大棉垫和铁丝托板将膝关节固定在伸直位 2~3 周。同时局部外敷活血、消肿、止痛的中药。

慢性期在膝关节周围可做揉、揉捏、搓等手法和刺激足三里、阳陵泉、阴陵泉、血海、梁丘等穴位，但切忌做膝关节的强力被动活动。局部外敷活血生新、续筋强筋的中药，也可选用理疗，如超短波、超声波等。并根据症状的轻重进行功能训练和肌肉力量训练，但应严格避免重复受伤动作，以免再次损伤影响自愈。

1. 足三里穴

足三里穴（图 6-10）在小腿外侧，犊鼻下 3 寸，为胃下合穴。主治：通经活络、和胃健脾、通腑化痰、升降气机、疏风化湿、扶正祛邪。

2. 阳陵泉穴

阳陵泉穴（图 6-11）在小腿外侧，腓骨头前下方凹陷处。主治：半身不遂、下肢痿痹、麻木、膝膑肿痛、脚气、胁肋痛、口

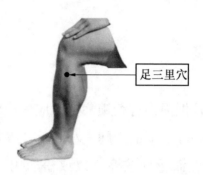

图 6-10 足三里穴

苦、呕吐、黄疸、小儿惊风。现多用于坐骨神经痛、肝炎、胆囊炎、胆道蛔虫病、膝关节炎、小儿舞蹈病等。

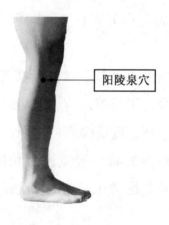

图 6-11 阳陵泉穴

3. 阴陵泉穴

阴陵泉穴（图 6-12）位于小腿内侧，胫骨内侧髁下缘与胫骨内侧缘之间的凹陷中，在胫骨后缘与腓肠肌之间，比目鱼肌起点上；前方有大隐静脉、膝最上动脉，最深层有胫后动、静脉；布有小腿内侧皮神经本干，最深层有胫神经。主治：腹胀、腹泻、水肿、黄疸；小便不利、遗尿、尿失禁；阴部痛、痛经、遗精；膝痛。

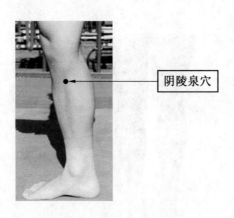

图 6 – 12　阴陵泉穴

4. 血海穴

血海穴（图 6 – 13）在髌骨内上缘上 2 寸，股四头肌内侧头的隆起处。主治：月经不调、崩漏、闭经、痛经；皮肤病：瘾疹、湿疹；膝股内侧痛等。

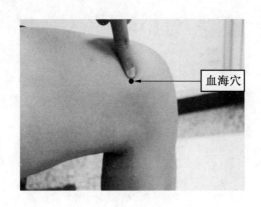

图 6 – 13　血海穴

5. 梁丘穴

梁丘穴（图 6 - 14）位于伸展膝盖用力时筋肉凸出处的凹洼。此穴的主治症状为：胃痉挛、腹泻、膝盖头痛、浮肿等。

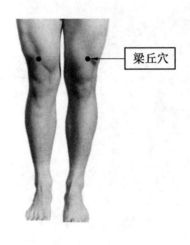

梁丘穴

图 6 - 14　梁丘穴

第七章 踝关节常见损伤预防与处理

第一节 原 因 及 症 状

踝关节损伤的主要原因为：负重折返、百米障碍下板、独木桥下桥、跑步时弯道转弯及高空落地不慎踩在他人足上或小石子上以及重心不稳等，这些动作均可使踝关节过度内翻、外翻或跖屈造成踝关节韧带损伤。在篮球运动中离开地面处于腾空阶段，足就自然有跖屈内翻的倾向。如果落地时身体重心不稳向一侧倾斜，或踩在他人的足上、球上，或高低不平的地面上，均会造成足的前外侧着地而引起足的过度跖屈和内翻，导致外侧副韧带损伤。其中以距腓前韧带损伤首当其冲，力量再大则跟腓韧带，甚至距腓后韧带亦相继受伤，有时还可同时损伤内侧的距胫前韧带。外侧韧带损伤约占整个踝关节扭伤的80%以上。如果落地姿势不正确，身体重心向内侧偏移使踝关节突然外翻，则会导致内侧三角韧带损伤。

严重的踝关节扭伤可发生韧带断裂，或伴有胫腓下联合韧带损伤和撕脱骨折，以致胫腓联合分离，距骨向外侧移位。

踝关节损伤的常见症状为：有明显的踝足突然跖屈、内翻或外翻的扭伤史，损伤后踝关节外侧或内侧疼痛，走路及活动关节时最明显。踝关节外侧或内侧出现迅速的局部肿胀，并逐渐波及踝前部及足背。可出现皮下瘀斑，以伤后 2～3 天最明显。检查时局部有明显压痛。距腓前韧带伤，压痛点在外踝前下方；距腓后韧带伤，压痛点在外踝尖偏后下约 1 厘米处；三角韧带损伤，压痛点在内踝前下方或内踝尖下方。踝关节被动内、外翻时疼痛加重。

第二节 处理方法

一、动作康复训练

急性期应抬高患肢，固定休息。肿痛减轻后，即应在粘布支持带或弹力绷带固定下着地行走或扶拐行走。1～2 周后可进行肌肉力量练习。外侧副韧带损伤时应着重腓骨肌练习，内侧副韧带损伤时着重胫骨后肌练习，可做图 7－1 所示动作活动练习。

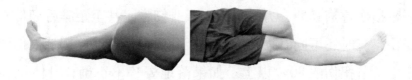

图 7－1　胫骨后肌练习

1. 踝关节拉伸：主动踝关节背伸、屈曲（图 7－2）

起始姿势：坐位。

动作要领：尽量用力背伸足及足趾 10～15 秒，然后再尽量屈曲足及足趾 10 秒。分别在膝关节伸直位和屈曲位完成训练。

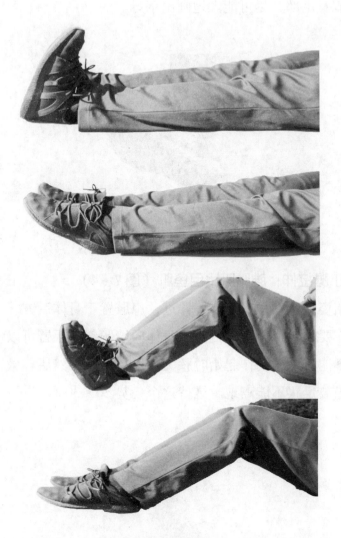

图 7 - 2　踝关节拉伸：主动踝关节背伸、屈曲

2. 关节拉伸：踝关节画字母训练（图 7 - 3）

起始姿势：半坐位，膝关节伸直。

动作要领：用踝关节及足画出所有的大写英文字母，在画字母时应该移动踝关节及足部而髋关节及膝关节需保持不动。缓慢地移

动踝关节及足部，尽可能大地画出字母。

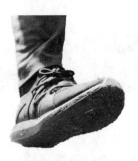

图7-3 关节拉伸：踝关节画字母训练

3. 小腿拉伸：腓肠肌比目鱼肌（图7-4）

起始姿势：站立，离墙一臂远，患肢置于身体后方。

动作要领：保持腰部挺直，身体向墙倾斜，手臂可以弯曲，患肢足跟不能离地，动作起始时膝关节保持伸直，然后轻微屈曲，始终保持患肢足跟不能离地。维持这个姿势20~30秒。

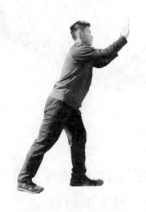

图7-4 小腿拉伸：腓肠肌比目鱼肌

4. 小腿拉伸：腓肠肌比目鱼肌重力拉伸（图7-5）

起始姿势：前足站立于6~8厘米高的踏板或台阶上，足跟部悬空。扶住椅背或台阶扶手以保持平衡。

动作要领：利用体重来拉伸小腿肌肉。首先保持膝关节伸直位训练，然后轻微屈曲膝关节继续训练。维持这个姿势20~30秒。

注意事项：这项训练会在足及踝关节上施加较大的应力负荷，必须经医师、理疗师或运动训练师彻底检查评估后才能进行。

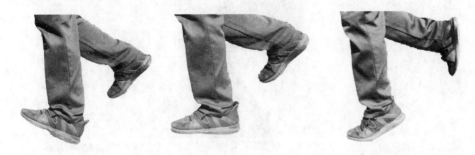

图7-5　小腿拉伸：腓肠肌比目鱼肌重力拉伸

5. 小腿拉伸·腓肠肌比目鱼肌被动牵拉（图7-6）

起始姿势：坐位，患肢膝关节伸直，在前足部兜住拉力带，双手紧握拉力带两端。

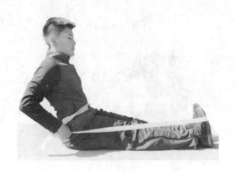

图7-6　小腿拉伸·腓肠肌比目鱼肌被动牵拉

动作要领：用力牵拉前足及踝关节。训练时注意保持膝关节伸直不要弯曲。维持这个姿势20～30秒。

6. 小腿牵拉·踝关节背伸（图7－7）

起始姿势：坐于椅边，患肢足部贴近椅子。

动作要领：保持足部平放于地面不动，将膝部用力向前伸。维持这个姿势20～30秒。

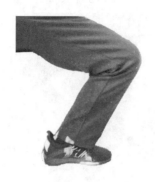

图7－7　小腿牵拉·踝关节背伸

7. 踝关节拉伸·踝关节内翻内旋（图7－8）

起始姿势：坐位，患侧踝部置于另一侧膝关节上。

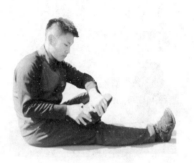

图7－8　踝关节拉伸·踝关节内翻内旋

动作要领：握住足趾将足部内翻内旋，牵拉踝关节外侧。维持这个姿势20~30秒。

8. 踝关节拉伸·踝关节内翻（图7-9）

起始姿势：坐位，患侧踝部置于另一侧膝关节上。

动作要领：握住足部将足部内翻，牵拉踝关节外侧。维持这个姿势20~30秒。

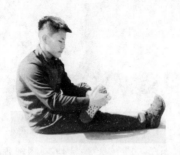

图7-9 踝关节拉伸·踝关节内翻

9. 足部拉伸·足趾背伸（图7-10）

起始姿势：坐位，患侧踝部置于另一侧膝关节上。握住足趾。

动作要领：尽量向上方背伸足后再尽力下压第一跖骨头部。维持这个姿势20~30秒。

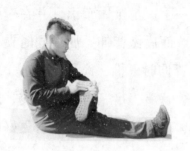

图7-10 足部拉伸·足趾背伸

10. 大腿拉伸·腘绳肌（图 7 −11）

起始姿势：平卧，屈髋、屈膝，双手托住大腿后方。屈髋、屈膝 90°，大腿指向天花板。

动作要领：保持大腿指向天花板，尽力伸直膝关节，保持另一条腿紧贴床面。维持这个姿势 20 ~ 30 秒。

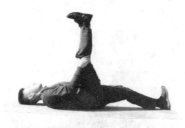

图 7 −11　大腿拉伸·腘绳肌

二、穴位按摩

受伤 24 ~ 48 小时以后，可在踝关节周围用推摩、揉、揉捏、切法、理筋等手法轻轻地按摩后，再用一手的拇、食指分别夹持内、外踝间隙，另一手握足趾做牵引，并在牵引下使足左右轻轻摇摆和内、外翻数次。而后做背伸、屈，同时夹持踝关节的拇、食指下推、上提两踝（背伸时下推，跖屈时上提），如此反复数次。同时点压昆仑、太溪、解溪、足三里、三阴交、悬钟等穴。此外，可结合采用中药熏洗、理疗等方法，会取得更好的效果。

1. 昆仑穴

昆仑穴（图 7 −12）位置在外踝后方，外踝尖与跟腱之间的凹陷处。主治后头痛、项痛、腰骶疼痛、足踝肿痛、癫痫。

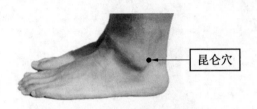

图 7 - 12　昆仑穴

2. 太溪穴

太溪穴（图 7 - 13）位于足内侧，内踝后方与脚跟骨筋腱之间的凹陷处，也就是说在脚的内踝与跟腱之间的凹陷处，其双侧对称，也就是两个。主治头痛目眩、咽喉肿痛、齿痛、耳聋、耳鸣、气喘、胸痛咯血、消渴、月经不调、失眠、健忘、遗精、阳痿、小便频数、腰脊痛、下肢厥冷、内踝肿痛。

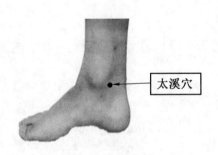

图 7 - 13　太溪穴

3. 解溪穴

解溪穴（图 7 - 14）在足背与小腿交界处的横纹中央凹陷中，拇长伸肌腱与趾长伸肌腱之间。主治头痛、眩晕、癫狂、腹胀、便秘、下肢痿痹、足踝肿痛。

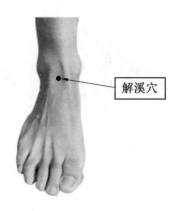

图 7 – 14　解溪穴

4. 足三里穴

足三里穴位于小腿外侧，犊鼻下 3 寸，为胃下合穴，其位置可参见图 6 – 10 足三里穴。作用功效：通经活络、和胃健脾、通腑化痰、升降气机、疏风化湿、扶正祛邪。

5. 三阴交穴

三阴交穴（图 7 – 15）在小腿内侧，当足内踝尖上 3 寸，胫骨

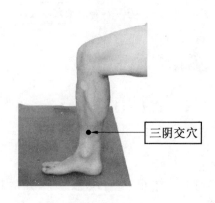

图 7 – 15　三阴交穴

内侧缘后方。常拔此穴可调补肝、脾、肾三经气血，对治疗内分泌失调，防治现代文明病（高血压、糖尿病、冠心病等）效果显著。

6. 悬钟穴

悬钟穴（图7－16）在外踝尖上3寸，腓骨前缘。其在腓骨短肌与趾长伸肌分歧部，浅层布有腓肠外侧皮神经，八脉交会穴之髓会，又名绝骨。主治颈项强痛、胸胁胀痛、下肢痿痹。

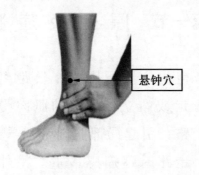

图7－16　悬钟穴

第八章 足底筋膜炎预防与处理

第一节 原 因 及 症 状

足底筋膜炎产生的主要原因为：长距离的跑步训练，长时间、长距离的行走或站立，足底的肌肉受到外力暴力的冲击或者长时间的走路，引起局部肌肉劳损导致局部筋膜发炎，表现为局部疼痛，走路时疼痛感最重。另外，鞋跟太硬造成对足跟的压迫，会加重足底的损伤，也能引起足底筋膜炎。

足底筋膜炎的主要症状有三点：一是在跑步初期（热身活动后）1~2公里时脚底无明显疼痛，但当跑步量增加到5~6公里时疼痛开始并且加剧；二是早上起床第一脚踩在地面时，会觉得脚跟一阵刺痛；三是看疼痛部位，据统计，患足底筋膜炎出现最多的部位依次为足跟正前方、足跟偏外上方、足跟偏内上方。

第二节 处 理 方 法

一、动作康复训练

（1）将筋膜球放在小腿下（让筋膜球从跟腱到腘窝区域）做横向和纵向的缓慢和深入地压揉，如图8-1所示。

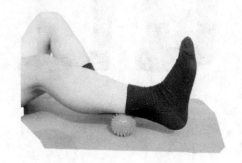

图8-1 筋膜球运动

（2）无筋膜球时可以进行脚踝的各类旋转运动，如图8-2所示。

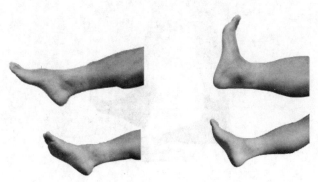

图8-2 脚踝的各类旋转运动

（3）将脚尖抬起踩在一定高度上，脚后跟往下踩让小腿肌肉拉长，保持肌肉带拉长之后（保持 10 秒）让前脚掌对抗地面（力量保持在 30% ~ 40%，持续 10 秒）之后放松，再进行 30 秒，如图 8 - 3 所示。

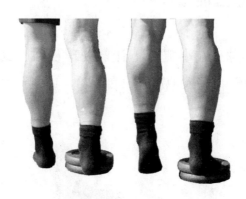

图 8 - 3　左小腿拉伸

（4）足弓悬垂保持，让整个足弓踩在一定高度上（后脚跟、中足悬空）保持足面水平维持 30 秒，如图 8 - 4 所示。

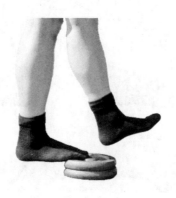

图 8 - 4　右小腿拉伸

（5）单脚支撑站立，想象大脚趾下面踩着一枚硬币，把硬币向足后跟方向收缩，提起足弓，保持60秒，如图8-5所示。

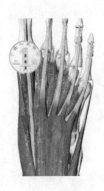

图8-5 抓硬币练习

（6）抓放毛巾维持15～30秒，训练脚部小肌肉的灵活性，如图8-6所示。

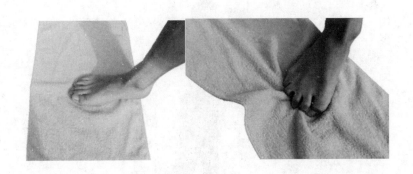

图8-6 抓放毛巾

（7）跟腱连续弹震，两个小腿快速、轻柔地小弹跳，如图8-7所示。

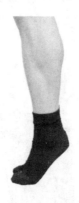

图 8 - 7　跟腱连续弹震

（8）双手扶于墙面，右脚脚尖踩墙，左脚脚尖踮起，用力震荡左腿，如图 8 - 8 所示。

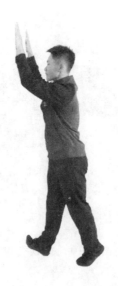

图 8 - 8　震荡左腿

二、穴位按摩

（一）找准穴位

1. 涌泉穴

涌泉穴（图 8 - 9）位于足底前部凹陷处第二、三趾趾缝纹头端与足跟连线的前三分之一处。功效：作为足少阴肾经的起始穴，可提升肾机能，与骨骼、头发、荷尔蒙都有密切关联。

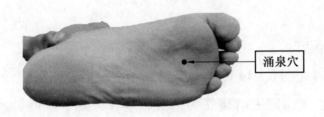

图 8 - 9　涌泉穴

2. 阳陵泉穴

阳陵泉穴在小腿外侧，腓骨头前下方凹陷处，其位置可参见图 6 - 11 阳陵泉穴。主治：半身不遂、下肢痿痹、麻木、膝膑肿痛、脚气、胁肋痛、口苦、呕吐、黄疸、小儿惊风。现多用于坐骨神经痛、肝炎、胆囊炎、胆道蛔虫病、膝关节炎、小儿舞蹈病等。

3. 商丘穴

商丘穴（图 8 - 10）位于足内踝前下方凹陷中，当舟骨结节与内踝尖连线的中点处。主治腹胀、肠鸣、腹泻、便秘、消化不良、足踝痛、神经性呕吐、急慢性胃炎、肠炎等。

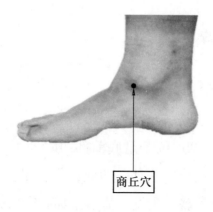

图 8 – 10 商丘穴

4. 太溪穴

太溪穴（图 8 – 11）位于足内侧，内踝后方与脚跟骨筋腱之间的凹陷处。太溪穴主治病症为：肾脏病、牙痛、喉咙肿痛、气喘、支气管炎、手脚冰凉、女性生理不顺、关节炎、精力不济、手脚无力、风湿病等。

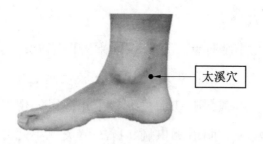

图 8 – 11 太溪穴

5. 昆仑穴

昆仑穴（图 8 – 12）位于足部外踝后方，当外踝尖与跟腱之间凹陷处。主治头痛、目眩、项强、鼻衄、腰痛、脚跟痛、小儿癫痫、难产、胞衣不下、下肢麻痹或瘫痪、坐骨神经痛、足踝关节及周围软组织疾患等。

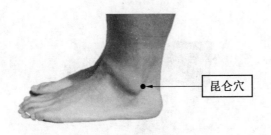

图 8 – 12 　昆仑穴

（二）采用正确的按摩方法

1. 拿法（图 8 – 13）

坐于床面，双腿自然屈曲，健侧腿外展自然贴近床面，并把脚踝部放置于患侧腿脚后跟附近；然后患侧手扶住患侧膝盖，健侧手的拇指和其余四指张开，自患侧腿腘窝下方捏住小腿肌肤，以拇指同其余手指的对合力对小腿后面的肌肉进行自上向下连续不断地提捏、揉动，以小腿出现酸胀感为宜，共按摩 2 ~ 3 遍。

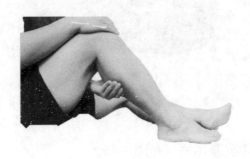

图 8 – 13 　拿法

2. 揉法（图 8 – 14）

坐于床面，暴露出患足足底，用对侧手的大拇指在整个足底尤其是不适感明显的部位做环状揉动，以局部出现酸胀感为宜，按摩3 ~ 5分钟。

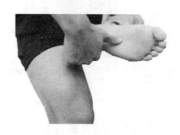

图 8 – 14　揉法

3. 拉伸法（图 8 – 15）

坐于床面，将患侧腿搭在另一侧腿上，同时用一只手固定患足足跟，另一只手拉住患足脚趾向脚背方向拉伸，拉到最大限度后维持 3 ~ 5 秒，然后复位；如此反复拉伸 3 ~ 5 分钟。

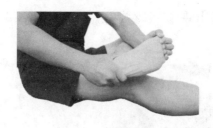

图 8 – 15　拉伸法

4. 滚轴辅助按摩足底（图 8 – 16）

坐在椅子上，把患足放在一个泡沫轴或者水杯上面；然后利用脚心部位滚动泡沫轴或水杯，以脚掌有拉伸感为宜。每次练习3~5分钟，每天2组，也可有效缓解筋膜炎。

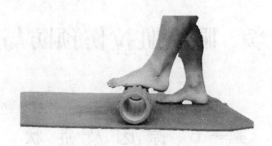

图 8 - 16　滚轴辅助按摩足底

第九章　腘绳肌拉伤预防与处理

第一节　原 因 及 症 状

腘绳肌拉伤的主要原因为：大腿过度牵拉，损伤常出现在消防救援人员日常训练的徒手 100 米跑、100 米负重跑以及折返跑课目中。

腘绳肌拉伤的主要症状为：大腿后部的疼痛、肿胀、畸形、青紫、活动受限等临床症状。

轻度的腘绳肌损伤，通常会引起大腿后部突发的疼痛和压痛，在屈膝和伸展膝关节时，疼痛可以明显加重，但是肌肉力量不受影响。腘绳肌拉伤导致撕裂的患者症状较为严重，且难以处理，大腿后方可能出现肿胀和青紫，伴有肌力下降的表现。如果腘绳肌出现完全的断裂，就会导致持续不缓解的疼痛，大腿后部还可以出现极度的肿胀、瘀紫，受伤时患者会出现突然的撕裂感，甚至听到弹响之后膝关节完全无法屈伸活动。

第二节　处理方法

一、动作康复训练

1. 腘绳肌主动牵拉训练（图9-1）

提高大腿后侧的主动伸展，右腿伸直放于地面，双手反抓膝窝，掌心朝前，吸气准备，吐气时左腿向上蹬直，保持大腿后侧与手做对抗，吸气还原。

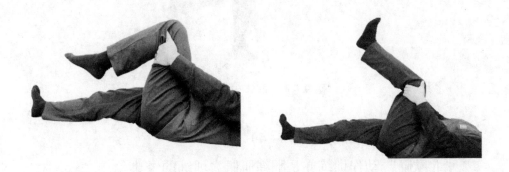

图9-1　腘绳肌主动牵拉训练

2. 腘绳肌抗阻训练（图9-2）

在腘绳肌无痛感后便可进行抗阻力量训练，抗阻力量训练可迅速恢复腘绳肌肌力，为后续的剧烈运动做好准备。

3. 单腿硬拉训练（图9-3）

单腿硬拉是腘绳肌肌力训练的常用动作，对于大强度的运动训练有重要作用。

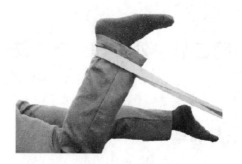

图 9－2　腘绳肌抗阻训练

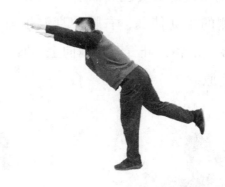

图 9－3　单腿硬拉训练

4."北欧降"训练（图9－4）

"北欧降"动作训练亦是腘绳肌肌力训练的经典动作之一，对

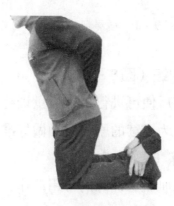

图 9－4　"北欧降"训练

于腘绳肌离心肌力训练、预防再次损伤有重要意义。

二、穴位按摩

患者取站立或坐位均可。首先要找准损伤的相对反应点，相对反应点是指病处，与治疗点相对。以左腿腘绳肌拉伤为例：如拉伤部位为大腿后侧肌群的上部中间（在承扶穴处），其相对反应点在右臂的肩关节处；若中部或下部拉伤，其相对反应点在右上臂的中部或下部部位。拉伤的相对反应点为红点颜色，十分明显，形状大小不一，多如沙砾、芝麻、绿豆。有的与表皮相平，抚之不碍手，有的凸出表皮，抚之碍手，它们都有一个共同点，即用手按摩时其疼痛不亚于拉伤的原部位（即阿是穴）；反之，右侧亦然。找准病理的相对反应点后，用右手大拇指对准反应点的中央，其余手指自然附于患者皮肤上，急性拉伤先逆时针旋转按摩 2~3 分钟，再顺时针旋转按摩 3~4 分钟。若无相对反应的红点，取相对部位进行按摩仍有同样疗效。按摩力度以患者忍耐为度，也可逐渐加大用力。按摩时患者一般有热、凉、痛、麻、跳等感觉，凡出现上述感觉，即表明所选相对反应点正确，患者若无任何感觉，应重新考虑所选相对反应点是否准确。

1. 承扶穴

承扶穴（图 9-5）位于大腿后面，臀下横纹的中点。布有股后皮神经、坐骨神经及与坐骨神经并行的动、静脉。主治腰、骶、臀、股部疼痛，痔疾，大便难，坐骨神经痛，下肢麻痹或瘫痪等。

2. 环跳穴

环跳穴（图 9-6）位于臀部，在股骨大转子与低管裂孔连线

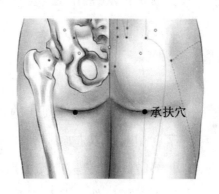

图 9 - 5　承扶穴

外 1/3 的位置上。按压环跳穴治疗屁股酸痛属于近部取穴，且环跳穴为足太阳经、足少阳经二脉之会，有通利二脉气血的功效，因此按压环跳穴可治疗屁股两边酸痛。

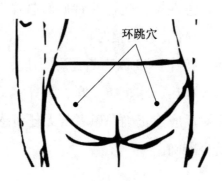

图 9 - 6　环跳穴

3. 委中穴

委中穴位于人体的腘横纹中点，其位置可参见图 5 - 18 委中穴。委中穴为膀胱经的合穴，具有舒筋通络、散瘀活血的功效，可用于治疗腰背痛、下肢痿痹（下肢软弱无力、麻木疼痛）等腰及下肢病证。

4. 阳陵泉穴

阳陵泉穴位于腓骨小头的外侧，其位置可参见图 6 – 11 阳陵泉穴。阳陵泉为八会穴之筋会，故治疗筋痹多取阳陵泉，因此若治疗屁股两边的筋受损而引起的疼痛则可按压阳陵泉穴缓解。

第十章　运动性疾病预防与处理

第一节　肌肉痉挛预防与处理

一、原因及症状

肌肉痉挛的主要原因为：缺钙、受凉、局部神经血管受压引起。抽筋在生活当中是一种常见现象，患者可感到局部肌肉牵拉、紧张感。

肌肉痉挛的主要症状为：疼痛会随着抽筋的进行呈加重趋势，患者可表现为疼痛明显向肢体两端放射或向肢体近端、远端放射，通常持续几秒甚至几分钟后逐渐缓解，部分患者可能会持续几天。

患者除疼痛、局部肌肉牵扯感外，部分患者还会感觉到全身不适。

造成抽筋的主要原因有：训练前准备活动不充分，肌肉突然猛烈收缩导致抽筋。或因长时间的剧烈运动，身体出汗量增多，体内大量盐分丧失，也可能引发肌肉的不自主强制收缩，出现抽筋现象。有时在寒冷、疲劳、饥饿、精神过度紧张的情况下也可诱发抽筋。

二、处理方法

方法一（图 10 – 1）：改卧为坐，伸直抽筋的腿，用手紧握前脚掌，忍着剧痛，向外侧旋转抽筋那条腿的踝关节，剧痛立止。旋转时动作要连贯，一口气转完一周，中间不能停顿。旋转时，如是左腿，按逆时针方向；如是右腿，按顺时针方向。如有人帮助应面对面施治，踝关节的旋转方向不变。旋转时要用力，脚掌上翘要达到最大限度。

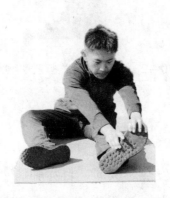

图 10 – 1　抽筋自我处理

方法二（图 10 – 2）：按压小腿腓肠肌头神经根。在膝关节内侧的两边，有一个地方是腓肠肌头的附着点，通往腓肠肌的神经根干就在这里面。小腿抽筋时，用大拇指摸索两边硬而突起的肌肉的主根，然后用强力对此处按压，主导兴奋的神经就会镇静下来，抽筋停止，剧痛消失。另外，也可迅速地掐压手上合谷穴（即手臂虎口、第一掌骨与第二掌骨中间凹陷处）和上嘴唇的人中穴（即上嘴唇正中近上方处）。掐压 20～30 秒之后，疼痛即会缓解，肌肉会松弛，其有效率可达 90%。如果再配合用热毛巾热敷并用手按摩，效果会更好。

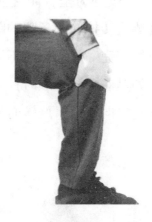

图 10－2　按压小腿腓肠肌头神经根

1. 合谷穴

合谷穴（图 10－3）位于手背，第 1、2 掌骨间，当第二掌骨桡侧的中点处。主治发热、头痛、目赤肿痛、鼻衄、血渊、咽喉肿痛、齿痛、耳聋、面肿、口眼㖞斜、中风口噤、热病无汗、多汗、消渴、黄疸、痛经、经闭、滞产等。

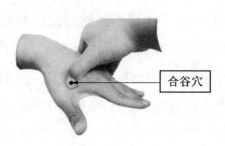

合谷穴

图 10－3　合谷穴

2. 人中穴

人中穴（图 10-4）位于上唇正中皮肤表面纵行的浅沟，由鼻小柱底部起始，向下延伸到人中切迹，其上 1/3 与中 1/3 的交点处，是一急救穴位。具有醒神开窍、调和阴阳、镇静安神、解痉通脉等功用，历来被作为急救首选之要穴应用于临床。

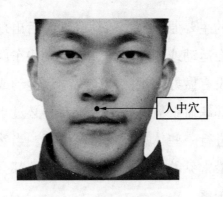

人中穴

图 10-4　人中穴

游泳训练时发生小腿抽筋，处置方法如下：切不可惊慌失措，否则会因处理不当抽筋更厉害，甚至造成溺水事故。此时应立即收起抽筋的腿，另一条腿和两只手臂划水，游上岸休息。如会浮水，可平浮于水上，弯曲抽筋的腿，稍事休息，待抽筋停止，立即上岸。也可吸气沉入水中，用手抓住抽筋一侧脚的大拇指，使劲往上扳折，同时用力伸直膝关节，在憋不住气时，浮出水面呼吸，然后再沉入水中，重复上述动作。反复几次后，抽筋即可缓解，然后急速游上岸休息。在游向岸边时，切忌抽筋一侧的腿用力过度，以免再次抽筋。在其他运动中如发生小腿抽筋，应立即原地休息。

第二节 运动性腹痛预防与处理

一、原因及症状

运动性腹痛的主要原因为：运动或训练后出现肚子疼痛，大多数都是由于患者在运动或训练之前进食了一些东西，或者是患者在运动或训练之前没有做好充足的准备，导致运动或训练之后出现肠痉挛或胃肠道局部缺血缺氧所导致。患者不必过于担心，可以在运动或训练完之后进行一些休息，就可以恢复。当然患者也有可能是患有腹腔炎症，最常见的就是胃炎或者肠炎，都会导致患者在运动或训练后出现肚子疼。

运动性腹痛的主要症状为：常在中长跑和剧烈运动时发生。资料表明，主要是在运动或训练前准备活动不充分、活动强度增加过快、身体状况不佳，或者之前吃得太饱、饮水过多，或者腹部受凉，致使脏腑功能失调，引起腹痛。也有的是因为呼吸节奏紊乱，引起膈肌运动异常，或者肝脾积气瘀血，导致两肋部胀痛等。

二、处理方法

如果没有器质性疾病，一般采用减慢速度，加深呼吸，用手按压疼痛部位或弯腰慢跑一段距离，短时间内疼痛可缓解。数分钟后，如果疼痛仍不减轻，甚至加重，应停止运动。必要时可服用十滴水或溴丙胺太林，或揉按内关、足三里、大肠俞等穴位。如仍不见效，应到医院诊治，以排除腹腔内或腹腔外疾病。

1. 内关穴

内关穴（图 10 – 5）位于前臂掌侧，当曲泽与大陵的连线上，腕横纹上 2 寸，掌长肌腱与桡侧腕屈肌腱之间。现代常用于治疗心绞痛、心肌炎、心律不齐、胃炎、癔症等。

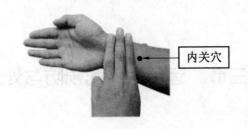

图 10 – 5　内关穴

2. 足三里穴

足三里穴在小腿外侧，犊鼻下 3 寸，为胃下合穴，其位置可参见图 6 – 10 足三里穴。作用功效：通经活络、和胃健脾、通腑化痰、升降气机、疏风化湿、扶正祛邪。

3. 大肠俞穴

大肠俞穴（图 10 – 6）位于腰部，当第四腰椎棘突下，旁开 1.5 寸，布有第三腰神经的后支和第四腰动、静脉后支。主治腹痛、腹胀、肠鸣、泻痢、便秘、腰脊痛、细菌性痢疾、肠梗阻、坐骨神经痛等。

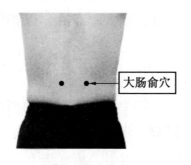

图 10 - 6   大肠俞穴

第三节   运动性猝死预防与处理

一、原因及症状

运动性猝死的主要原因分为三类。

（1）心脏性猝死：此病因引起的猝死占比例最大。如患有冠心病、心脏瓣膜病、先天性心脏病等疾病的人在参加体育锻炼中最易发生危险。

（2）脑源性猝死：此原因致猝死，主要是由于脑血管畸形、血管瘤或高血压、动脉硬化所致脑卒中。

（3）中暑：中暑是仅次于心脏性猝死的第二大原因。剧烈运动尤其耐力项目在高温高湿无风环境下进行时很容易发生中暑，进而转化为热射病，甚至导致死亡。

运动性猝死的主要症状为：前期都有剧烈胸痛、胸闷、大量出汗、恶心、呕吐等症状，一般是由于剧烈活动后，心率加快，使心肌耗氧量增加，而冠状动脉的血流量不能满足心肌代谢的需要，从而引起剧烈的心绞痛发作。同时，还会有意识丧失、抽搐等神经系统症状，一般是由于劳累后诱发心室颤动，心脏跳动得极不规则，导致大脑缺血、缺氧引起。

二、处理方法

目前认为猝死不是由运动这个单因素所导致的，而是由运动和潜在的心脏病共同引起的致死性的心律失常所导致。现在对于年轻的运动员发生猝死的情况并不少见。

在现场如果发现有猝死的情况，在场的人应当立即争分夺秒地进行抢救，首先要判断患者的意识和呼吸，如果患者没反应，且无呼吸或者是濒死叹息样的呼吸，应该立即向旁人呼救，请求帮忙拨打120，并取自动体外除颤仪，接下来要尽快进行胸外按压。

第四节　运动性血红蛋白尿预防与处理

一、原因及症状

运动性血红蛋白尿的原因主要有四点。

（1）剧烈运动高压：肾周围脂肪组织较少，长时间跑跳时，身体震动可使肾脏下垂，肾静脉之间的角度变锐，使静脉血回流受阻，肾静脉压增高，从而导致红细胞渗出。

（2）肾缺氧：运动时血液重新分配，肾脏缺血缺氧，同时血液中乳酸含量增高，影响肾小球一切正常功能，使其通透性增加，以致红细胞渗出。

（3）肾损伤：运动时腰部的猛烈屈伸或蜷缩体位可使肾脏受到挤压，肾内毛细血管受到损伤，从而引起肾出血。

（4）膀胱损伤：在膀胱排空的情况下跑步，脚落地时的震动使膀胱后壁底部互相触碰，从而导致该部位损伤，引起血尿。

运动性血红蛋白尿的主要症状为：运动后即刻出现血尿，其明显程度与运动量和运动强度的大小有关，出现血尿后若停止运动，则血尿迅速消失，一般不超过三天，除血尿外，一般无其他征象，血液化验、肾功能检查、腹部 X 线平片及肾盂造影等项检查均正常。

二、处理方法

应仔细检查鉴别，排除病理性血尿，以免延误诊治。运动性血尿诊断成立后，可以参加训练，但要安排好运动量，加强医务监督，并由医生给予适当治疗。例如，反复发作和镜下血尿持续不消者，可用维生素 C、维生素 K、安络血或中草药治疗，伴有身体机能下降者可用 ATP（三磷酸腺苷）和维生素 B12，运动性血尿一般预后良好。

第十一章　突发情况与现场处理

第一节　晕　　厥

一、原因及症状

晕厥的主要原因为：脑缺血、低血糖。除此之外，晕厥还与训练项目、训练水平、身体状态、年龄、周围环境等因素有关。

（1）胸、肺内压增加。如举起重物时吸气后的憋气，可使胸腔和肺内压增加，妨碍静脉血回流，导致心排血量减少。

（2）重力性休克。主要是疾跑后立即站立不动，血液大量积聚在下肢血管中，回心血量明显降低，导致脑部供血不足。

（3）血管减压性晕厥（单纯性晕厥）。发作前有情绪不稳定或强烈的精神刺激等因素，引进动脉压和全身骨骼肌的阻力降低，大脑血液灌注量减少而出现晕厥。

（4）直立性低血压性晕厥。身体由水平位突然变为直立位时，肌肉泵和血管调节功能发生障碍，致使回心血量骤减和动脉压下降，出现一过性脑缺血。

（5）突发的原发性意识丧失。常见于长距离跑的过程中，由于脑干部网状组织缺氧和低碳酸血症引起神经传导方向发生异常而出现晕厥。

（6）潜水或游泳前的过度通气。吸气是为了闭气游泳或潜水作准备，但过度通气使过量空气进入肺泡，动脉血的氧分压降低至一定程度时脑组织不能工作，发生意识丧失和肌肉松弛的现象。

（7）中暑、伤后剧烈疼痛、腹腔神经丛或颈动脉窦受到打击等。

晕厥的主要症状为：突然失去知觉、昏倒。发病前可感到全身软弱无力、头昏、眼前发黑、耳鸣、恶心、出虚汗和面色发白等。昏倒后，皮肤苍白，四肢发凉，脉搏细弱，呼吸增快或缓慢。

二、处理方法

患者平卧（头部稍低），如有呕吐，宜将患者头部偏向一侧。松解衣领束带，注意保暖，可做向心推拿。如不苏醒，可针刺或掐点急救穴位（人中、百会、合谷、涌泉等），或嗅以氨水。如呼吸停止，应立即做人工呼吸。

如训练现场有医务保障，除上述一般处理外，对低血糖性晕厥可静脉注射50%的葡萄糖60毫升左右，对意识丧失者给予吸氧，对中暑性晕厥应将患者安置在阴凉通风处，用冰水或酒精擦身降温，或静脉点滴5%的葡萄糖生理盐水。

水下游泳和潜水时意识丧失到发生死亡的时间不超过2.5分钟，应迅速进行抢救。

第二节 关 节 脱 位

一、原因及症状

关节脱位的主要原因为：由于暴力作用，使关节的关节面失去正常的相互关系，称之为关节脱位。关节脱位表现为受伤关节疼痛、压痛和肿胀，关节功能丧失，畸形等。

关节脱位的主要症状为：摔倒时，上臂外展，手或肘着地，可发生肩关节脱位；若肘关节微屈，手掌撑地，则可发生肘关节脱位。

脱位时，伤员往往听到关节内有碎裂声；受伤关节剧烈疼痛；关节功能丧失；关节变形，正常关节隆起处塌陷，而正常关节凹陷处反而隆起、突出，如图 11-1 所示。

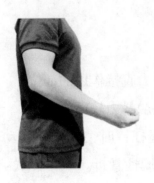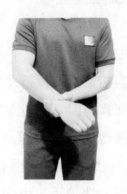

图 11-1 关节脱位

二、处理方法

不具备整复技术时现场一般不进行复位处理，以免加重损伤。可用夹板和绷带在脱位所形成的姿势下固定伤肢，保持伤员安静，尽快送医院处理。

肩关节脱位时，伤肢肘关节屈曲 90°，取三角巾两条，分别折成宽带，一条悬挂前臂，另一条绕过患肢上臂，于健侧腋下打结。肘关节脱位时，直接用三角巾采用大悬臂带包扎固定。

复位前后均需要做 X 线检查，弄清脱位、复位、并发症（韧带断裂、骨折）等情况。

第三节 骨 折

一、原因及症状

骨折的主要原因有以下几点。

（1）直接暴力。骨折发生在暴力直接作用的部位。

（2）间接原因。骨折发生在接触暴力较远的部位。

（3）强烈的肌肉收缩。如提起杠铃时突然的翻腕动作可因前臂屈肌强烈收缩而发生肱骨内髁撕脱性骨折。

（4）应力性骨折。由于骨膜反复受到牵拉，或骨质长期受到较大的支撑面的反作用力的作用引起，如长跑运动员下肢及体操运动员上肢的应力性骨折（疲劳性骨折）。

骨折的主要症状为：剧烈疼痛，骨膜撕裂、肿胀、肌肉痉挛所引起；肿胀及皮下瘀血，骨折周围软组织损伤，血管破裂所引起；软组织大部位的骨折，肿胀及皮下瘀斑不明显；功能障碍，肢体不能运动、站立、行走；压痛及骨擦音，骨折端或撕脱处有明显锐痛，偶因骨端或骨折片互相接触面出现骨擦音。检查时不要有意去寻找骨擦音以增加伤员的痛苦，X线检查常能对骨折作出正确的判断。严重骨折会有假关节、肢体变形、休克、神经损伤等症状。

二、处理方法

有休克症状者，应先抗休克。抗休克的措施是：取头低脚高平卧位、保暖；迅速请医务人员到现场给氧或镇痛药。

休克症状过去后，应现场进行临时固定，可用夹板、树枝、木棍、绷带、衣物等把折断的部位固定，或把伤肢与伤员的躯干或健肢固定在一起，使伤部不再活动，如图 11 –2 所示。

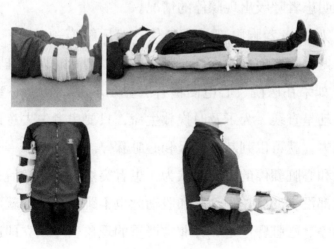

图 11 –2　骨折包扎

如为开放性骨折，应用无菌布敷料尽快包扎，不要移动露在伤口外的骨端与碎骨。

怀疑有颈椎、腰椎等脊椎骨折时，不可随意搬运伤员，应采用多人搬运的方法置于硬板上，颈椎骨折时仰卧，颈部两侧填充衣物减少头部晃动；腰椎骨折时应俯卧于硬板上搬运。

第四节　呼吸和心脏骤停

一、原因及症状

呼吸和心脏骤停的主要原因为：急性心肌梗死、心肌炎、冠状动脉粥样硬化性心脏病、呼吸道疾病等引起。

（1）当患者突然倒地时，应迅速呼叫患者。如果患者没有反应，说明患者已经陷入昏迷。如果患者呼吸呈叹息状态，或者没有呼吸，说明患者呼吸出现骤停的情况。

（2）观察患者胸腹部是否起伏，然后触摸颈动脉、股动脉；如果没有搏动，心前区听不到心跳，就可以判断病人心脏骤停。

（3）如果在医院，心电图检查会显示心室颤动、心室停搏或心脏不活动呈直线。为了及时挽救生命，只要患者失去意识，主动脉搏动消失，就可以判断为呼吸和心脏骤停。

呼吸和心脏骤停的主要症状为：患者突然失去知觉后，对任何外界刺激都没有反应，颈动脉和股动脉也不跳动，基本就可以判断为心脏骤停。心脏骤停是一种非常严重的现象，应该立即进行心肺复苏，恢复患者的心跳。同时应立即送往医院治疗。

二、处理方法

1. 常规处理

在一些严重意外事故中，伤者可能出现呼吸和心脏骤然停止。此时应立即进行人工呼吸和胸外心脏按压的现场复苏急救。

2. 人工呼吸

以口对口人工呼吸为例，使伤员仰卧，松开领口、裤带和胸腹部衣服，清除口腔内异物。急救人员一手的掌尺侧置于病人前额，使其头部后仰（开放气道），用拇指和食指捏住溺水者鼻孔，以免气体外溢。另一手置于溺水者颈后，将颈向上托起，保持气道通畅。然后深吸气，张嘴去套住溺水者的嘴并紧贴往里吹气，如图11-3所示。每次吹气量应为800~1200毫升，吹气按16~18次/分钟的频率进行。

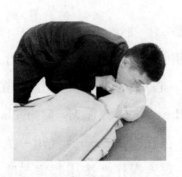

图11-3 口对口人工呼吸

3. 胸外心脏按压

操作时，使患者仰卧于硬板床或地上，急救者以一手掌根部置于患者胸骨的中、下 1/3 交界处，另一手交叉重叠于其手背上，肘关节伸直，利用上体重量垂直下压（图 11 - 4），对中等体重的成年人下压深度应大于 5 厘米，而后迅速放松，使胸廓自行复位，如此有节奏地反复进行，按压与放松时间大致相等，频率不低于 100 次/分钟。

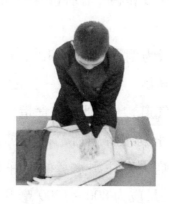

图 11 - 4 胸外心脏按压

4. 心肺复苏程序

对呼吸、心跳均停止的伤员，应同时进行人工呼吸和胸外心脏按压的心肺复苏术。心肺复苏的关键是建立 ABC，即气道通畅（Airway）、呼吸（Breathing）、循环（Circulation），操作顺序是 C—A—B，即按胸外心脏按压—开放气道—人工呼吸的顺序进行。不论是单人操作还是双人操作，按压频率与吹气之比为 15∶1，反复操作 5 个周期。

进行心肺复苏急救时，应沉着、冷静、迅速，急救的同时应迅速联系专业医生到场，急救一经开始，就要连续进行，不能间断，一直做到伤员恢复自主呼吸和心跳。或持续操作 30 分钟以上仍无心搏及自主呼吸，现场又无进一步救治和送治的条件，方可考虑停止现场复苏。

第五节 急性腰扭伤

一、原因及症状

急性腰扭伤的主要原因为：常发生于剧烈运动、搬抬重物等腰肌强力收缩时。身体负重过大超过所能承受的范围时，可发生腰部肌肉和筋膜的撕裂伤，如举重运动，当举起杠铃后若重量过大，运动员腰背部肌力不足，不能保持身体平衡，重心不稳发生扭闪；训练中动作（姿势）不正确，也是致伤的常见原因，如举重的提铃动作不正确，即腿弯腰提杠铃，阻力臂增长，重力全部落在腰部，从而易使肌肉和筋膜发生撕裂伤。

急性腰扭伤的主要症状有：患者伤后立即出现腰部疼痛，呈持续性剧痛，次日可因局部出血、肿胀而使腰痛更为严重；也有的只是轻微扭转一下腰部，当时并无明显痛感，但休息后次日感到腰部疼痛。腰部活动受限，不能挺直，俯、仰、扭转感到困难，咳嗽、打喷嚏、大小便时可使疼痛加剧。站立时往往用手扶住腰部，坐位时用双手撑住椅子，以减轻疼痛。腰肌扭伤后一侧或两侧当即发生疼痛；有时可能受伤后半天或隔夜才出现疼痛、腰部活动受阻，静止时疼痛稍轻、活动或咳嗽时疼痛较甚。检查时局部肌肉紧张、压痛及牵引痛明显，但无瘀血现象。

二、处理方法

急性疼痛期应卧床休息，腰部垫一薄枕以便放松腰肌。也可与俯卧位相交替，避免受伤组织再受牵扯，以利修复。轻度扭伤休息2～3天，较重扭伤需休息1周左右。按摩对部分腰扭伤效果较好。患者俯卧位，脚下垫枕，使腰部放松，以舒活酒做擦摩，用掌根做揉、推压、按压等手法，力量逐渐由轻到重，然后在压痛部位进行分筋、理筋、按压、叩打，以及针灸阿是穴、环跳穴、委中穴、肾俞穴等穴位。

阿是穴采用针刺，得气后留针30分钟，有较好疗效。此外，外贴活络止痛膏，内服活络止痛药，火罐疗法、理疗及局部封闭均有一定疗效。

1. 睛明穴

睛明穴（图11－5）位于内侧眼角内上方凹陷处。手指点按，稍用力，以穴位酸胀为度，持续1分钟，放松10秒后再重复点按，反复3～5次，有助缓解腰部症状。

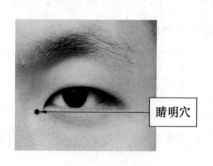

图11－5　睛明穴

2. 腰痛点

腰痛点（图 11 - 6）在手背，当第二、三掌骨及第四、五掌骨之间，当腕横纹与掌指关节处，一侧两穴。主治急性腰扭伤、腰肌劳损、手背红肿疼痛、腕关节炎、小儿急惊风。

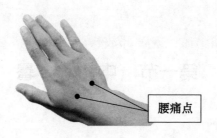

图 11 - 6　腰痛点

第十二章 常见季节性伤病与处理

第一节 中 暑

一、原因及症状

中暑是指在高温和热辐射的长时间作用下，身体体温调节障碍，水电解质代谢紊乱，神经系统功能损害等症状的总称。运动性中暑是指在高温和通风差的环境或烈日下进行运动或训练时引发的中暑现象。以体温调节中枢功能障碍、汗腺功能衰竭和水、电解质丢失过多为特点。根据发病机制和临床表现不同，中暑可分为热射病型、日射病型、热痉挛型和热衰竭型四种。

（1）热射病型中暑。身体在运动时产生大量热，除其中1/4用于完成运动外，其余均以热的形式储存或散发，当产热或储热超过散热时就会出现体温调节系统的超载。在高温、通风条件差的环境下运动，产热快，散热难，体温调节出现障碍，可突然出现高热。热射病型中暑主要表现为高热、颜面潮红、无汗、皮肤灼热、呕吐，脉搏、呼吸加快，有时还会出现流鼻血，严重时步态蹒跚甚至昏迷。

（2）日射病型中暑。烈日直射下运动，头部缺乏保护，造成颅内温度增高，颅内压增高，可使脑组织充血、水肿。日射病型中暑表现为头昏眼花、剧烈头痛、恶心呕吐、神志不清、烦躁不安或昏睡、脉搏细数、体温升高不显著。

（3）热痉挛型中暑。高温环境下运动，大量出汗可引起人体大量电解质丢失，如果单纯补水，不及时补充电解质，就会使神经肌肉的兴奋性过高而发生肌肉痉挛。热痉挛型中暑主要表现为肌肉痉挛。轻型热痉挛只是对称性肌肉抽搐，重者大肌群也发生痉挛，并呈阵发性。负荷较重的肢体肌肉和腹肌最易发生痉挛。患者意识清醒，体温一般正常。

（4）热衰竭型中暑。高温环境下运动，身体会大量出汗、失水和电解质，加上散热，皮肤毛细血管大量扩张，使回心血量减少，身体有效循环血量下降，导致循环衰竭。热衰竭型中暑表现为面色苍白、四肢湿冷、脉搏细弱、血压下降、神志恍惚甚至昏迷。

二、处理方法

有中暑先兆时，患者应迅速离开热环境，到阴凉处休息，喝清凉饮料，服十滴水或藿香正气水，可以很快恢复。

有高热者，应降低体温，将患者转移到阴凉通风处，静卧，头垫高，松解衣服，可用冷水、酒精或白酒擦身，特别是腋窝和鼠蹊部（人体腹部连接腿部交界处的凹沟）。

热衰竭者要注意少量多次口服凉的淡盐水或运动饮料，必要时可静脉给予电解质。

肌肉痉挛者要尽快离开热源，平卧休息，饮服淡盐水，牵引痉挛的身体，并用纱布蘸白酒或白醋在抽筋处反复擦抹。

热射病头痛剧烈者，应用冰袋冰帽冷敷头颈部。如有昏迷，可刺激急救穴或给氨水闻嗅，针刺或掐点太阳、风池、百会、足三里等穴位，并在四肢做重推摩和揉捏，随时注意病人血压和生命体征。有昏迷等较重病人，一方面进行急救，另一方面迅速送医院治疗。

第二节　热　射　病

一、原因及症状

按照职业性中暑的诊断标准，高温危害造成的后果在临床上主要表现为中暑先兆和中暑（热痉挛、热衰竭和热射病）。

通俗地讲，热射病就是极重度中暑，表现为皮肤干热，无汗，体温高达 40 ℃及以上，谵妄、昏迷等；可伴有全身性癫痫样发作、横纹肌溶解、多器官功能障碍综合征。如果不快速降低体温，热射病会造成脑部或其他生命器官功能异常，形成永久性损伤。

二、处理方法

（1）转移到通风处：将患者转移到通风良好的低温环境，使用电风扇、空调降温。按摩患者四肢及躯干，促进循环散热。监测体温、心电图、血压、凝血功能等。

（2）给予吸氧：吸氧有利于患者的恢复。

（3）降温：降温速度与预后密切相关，体温越高，持续时间越长，组织损害越严重，预后也越差，一般应在1小时内使直肠温度降至37.8~38.9℃。

（4）补钠和补液：维持水、电解质平衡，纠正酸中毒，低血压时应首先及时输液补足血容量，必要时应用升压药如多巴胺。

（5）防治脑水肿和抽搐：应用甘露醇。糖皮质激素有一定的降温、改善机体的反应性、降低颅内压作用，可用地塞米松。可酌情应用白蛋白。有抽搐发作者，可静脉注射地西泮。

（6）综合与对症治疗：保持呼吸道通畅，昏迷或呼吸衰竭者行气管插管，用人工呼吸机辅助通气；肺水肿时可给予毛花苷C、呋塞米、糖皮质激素和镇静剂；应及时发现和治疗肾功能不全；防治肝功能不全和心功能不全；控制心律失常；给予质子泵抑制剂预防上消化道出血；适当应用抗生素预防感染等。

第三节 冻 伤

一、原因及症状

冬季在室外训练，消防救援人员身体长时间受到低温和潮湿刺激，局部热量散失增多，很容易出现冻伤。

而鼻子、手脚和耳朵等身体末梢部位远离心脏，血液流速比较缓慢，又经常裸露在外面，出现冻伤的概率最大。

二、处理方法

（1）切忌冰雪搓擦。发生冻伤时，皮肤的表层组织也发生了损伤，呈现红肿、充血、发硬，任何轻微的摩擦都会造成严重的机械损伤。

（2）冻伤后需要用 37～43 ℃温水复温，一般皮肤潮红即代表复温成功。但具体的复温温度也要因人而异，一般不超过 40 ℃。

（3）当冻伤部位出现水泡时，不要弄破，可外敷冷冻膏。如水泡自行溃破，应及时进行消毒处理，必要时服用抗菌药物等。

第四节　感　　冒

一、原因及症状

冬季天气寒冷干燥，人体抵抗力下降。室外训练时，消防救援人员置身于寒冷环境中，机体会发生系列应激反应，让细菌和病毒有机可乘，从而患上感冒。

感冒一般分为普通感冒和流行性感冒两种。

普通感冒多是由细菌引起，主要症状有鼻塞、流涕、打喷嚏、头疼、全身不适等症状，病情相对较轻，但是发病率高。

流行性感冒由病毒引起，发病率虽没有普通感冒那么高，但是症状往往较为严重，患者常会出现发烧、发冷、咳嗽、全身无力、手脚发软等症状。

二、处理方法

（1）如果是症状较轻的普通感冒，需要注意休息、多喝热水、清淡饮食，并在军医指导下服用感冒清热冲剂等药物。

（2）如果症状较重，或者出现流感样症状，如发热、全身疼痛、咳嗽等，应停止训练，及时报告和就医，并避免接触他人。

第五节　摔　　伤

一、原因及症状

冬季降雪天气频繁，路面容易结冰湿滑，加上穿戴臃肿，人体活动的灵活性较差，消防救援人员在训练过程中身体很容易失去平衡而摔倒。

摔倒之后，轻则出现擦伤、挫伤，重则还会引起骨折。

二、处理方法

（1）如果只是轻微皮肤擦伤，进行消毒之后，可用无菌敷料包扎，并将患肢抬高休息。

（2）如果肿胀、疼痛明显，可外贴风湿跌打膏、伤湿止痛膏、万应膏等。必要时，给予抗菌药物以防感染。

（3）如果出现了骨折，应及时采取止血、包扎伤口、硬物固定、有效止痛、输血输液、及时转运等应急措施。接受治疗后，在保证休息的同时，还要注重康复性锻炼，防止肢体功能下降。

第六节 扭伤和拉伤

一、原因及症状

严寒天气下，人体肌肉黏滞性增大、体表毛细血管收缩、韧带弹性减弱、关节柔韧性降低，容易导致人体机能下降、关节僵硬、反应迟缓。

如果在这种状态下直接进行高强度训练，很容易引发关节扭伤和肌肉拉伤。

关节扭伤后会出现炎症反应，液体大量自血管内渗出到扭伤处，局部慢慢出现肿胀，继而压迫神经引起疼痛。

肌肉拉伤后会出现局部疼痛、压痛、肿胀、发硬、痉挛、功能障碍等表现。

二、处理方法

1. 关节扭伤

关节扭伤后，在皮肤无破损的情况下，局部可用冰块或湿毛巾冷敷，以便促进毛细血管收缩，减轻肿胀疼痛现象。

扭伤24小时后，可采取局部热敷，以促进受伤部位血液循环，尽快消肿。

必要时可服一些活血化瘀、消肿止痛的中成药，如云南白药等。也可在扭伤处贴伤湿止痛膏，这样既可减少疼痛，又可缩短病程。

对于重症的关节扭伤，应及时到医院诊疗。

2. 肌肉拉伤

肌肉拉伤后，应尽快用冷水冲洗，或用冰袋、冰块冷敷。同时，进行加压包扎，防止肌肉深层出血、肿胀。

碰到肿胀、瘀青等比较严重的症状，应及时到医院诊疗。

病情稳定后予以康复理疗，疼痛严重时可口服或者外用解痉、止疼的药物（比如依托考昔片、氟比洛芬贴膏）。

第七节　雪　盲　症

一、原因及症状

冬季下雪后阳光在雪地上的反射率极高，紫外线也会变得非常强烈，消防救援人员在这种环境下训练，很容易出现雪盲症，伤及眼角膜上皮细胞。

出现雪盲症后，程度较轻的会感到眼睛不舒服、有异物感，严重的会导致暂时失明。

二、处理方法

（1）当出现眼部不适时，不要勉强用眼，应转移到光线较暗的地方或者用眼罩蒙住眼睛。

（2）用冷毛巾冰敷，或者用眼药水清洗眼睛，不要热敷，高温会加剧疼痛。

（3）最好及时就医，在医生的指导下用药。

参 考 文 献

［1］韩慧，王鸽，盛朝辉．运动损伤与运动康复［M］．北京：人民体育出版社，2019．

［2］王安利．运动医学［M］．北京：人民体育出版社，2007．

［3］杨桦．运动生理学［M］．北京：北京体育大学出版社，2013．

［4］陈艳．人体经络穴位按摩大全［M］．北京：科学普及出版社，2022．

［5］闫琪．腰部功能强化训练［M］．北京：人民邮电出版社，2022．